O DESPERTAR DE UMA VIDA INTENCIONAL

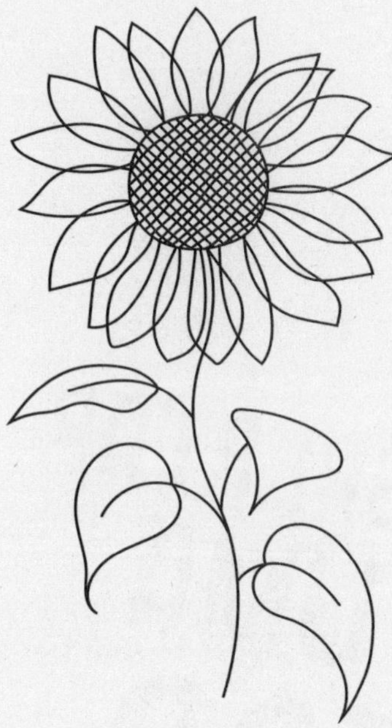

Coordenação e Produção Editorial: Ofício das Palavras
Ilustrações: Marcela Murta e Adriana Gaeta Bernardi
Diagramação: Mariana Fazzeri
Revisão: Tatiana Müller

Silva, Joice. / S586d
O despertar de uma vida intencional / Joice Silva.
São José dos Campos (SP):
Ofício das Palavras, 2024.

215 p.: il. 16 x 23 cm
Inclui bibliografia
ISBN 978-65-5201-020-9
1. Autoconhecimento. 2. Superação. 3. Técnicas de autoajuda. I. Título.
CDD 158.1

Joice Silva

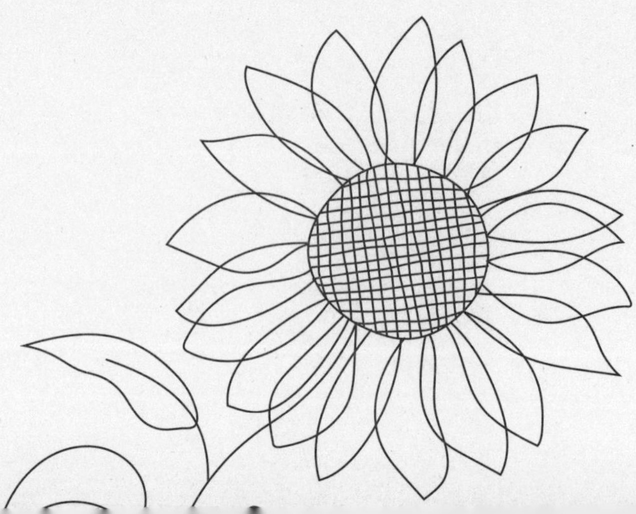

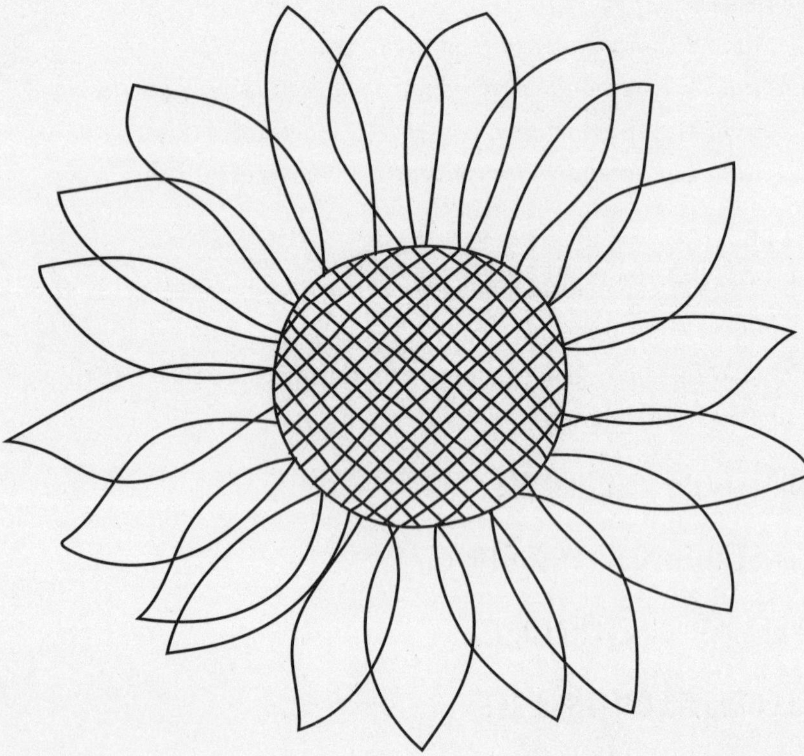

Dedico este livro a Deus, o criador de todas as coisas, meu amado Abba Pai que me proporcionou uma nova oportunidade de viver, e aos meus pais, Rubens e Elenita, que sempre cuidam de mim com tanto amor, zelo, dedicação e orações. Papi e Mami, a união de vocês gerou a minha vida e nesses últimos anos pude reconhecer que vocês são os melhores pais que alguém poderia ter. E saibam que, durante a escrita deste livro, me emocionei lembrando de tudo que vivemos juntos. Convivendo e aprendendo com vocês pude perceber e admitir que estava no melhor lugar do mundo para ser amada e cuidada. Acolhi o cuidado de Deus notoriamente identificado através da ajuda de vocês, enfrentando comigo estações tão desafiadoras da vida. Se, hoje, prossigo em minha jornada rumo a uma vida com mais qualidade, intencionalidade e significado, é porque certamente vocês foram fundamentais. Reconheço que, sem vocês, não conseguiria escrever este livro. Essa vitória é nossa, gratidão sem fim!
Amo vocês com todo o meu ser!

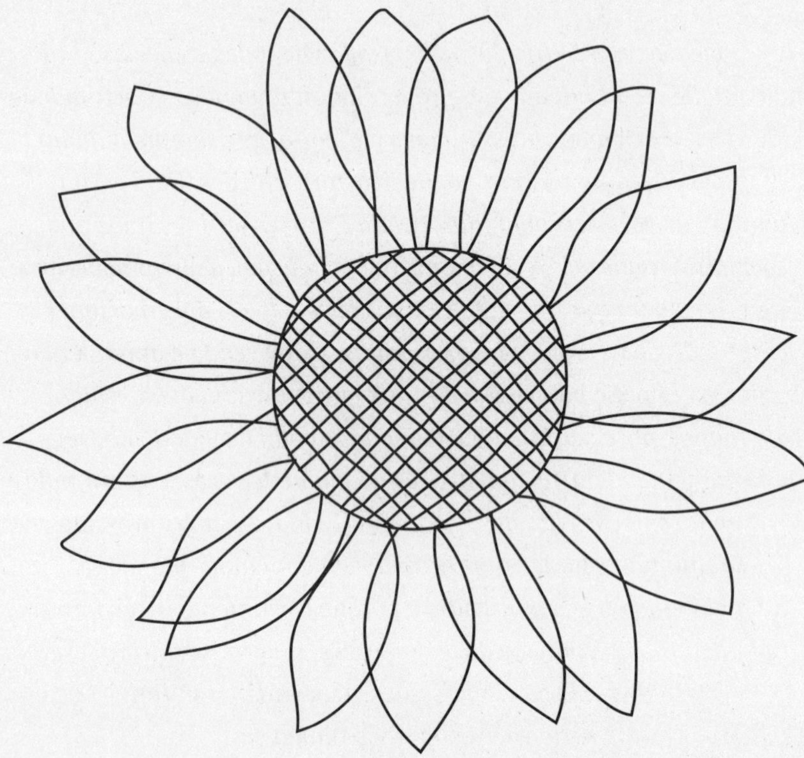

INTRODUÇÃO

Estações que giram De girassol em gerações

Na primavera do girassol,
enquanto semente parece
que não é capaz de fazer nada extraordinário,
Quando lançada em terra fértil e solo profundo, algo poderoso começa acontecer.
E dali, começa a crescer,
Dentro dela existe uma certeza, de que vai florescer.
Ela só precisa de resistência para romper.
No verão, o sol a pino revela a exuberância do girassol, a própria beleza se difunde com a potência do sol.
Sim, o sol da justiça, é disso que ela precisa para ser nutrida e ter força todos os dias para enfrentar a próxima estação.
No outono, começa a perceber que algo está mudando,
Sim, ela está mudando,
metade flor, metade indo.
Existe uma incerteza, mas uma naturalidade em saber que precisa enfrentar o inverno que surge.
E ele chega para todos, seja flor, folhas.
Inverno, aparentemente não há mais beleza, mas é preciso se acolher e se deixar morrer, uma incoerência, mas a evidência de que é preciso assim para a vida acontecer.

Quando tudo se achava sem vida, o incompreensível começa a se compreender, o milagre começa a acontecer, surge a semente, a esperança de ser vivida. Aquela semente que não fazia nada de extraordinário, dentro existem as possibilidades que vão além do imaginário. Alimento, nutrição, óleo poderoso, uma geração. Aí o ciclo se cumpre, mas não se finda,
Pois ela sabe que sua essência e propósito sempre foi e será gerar vida.
— somos girassóis, somos gerações —

Marcela Murta

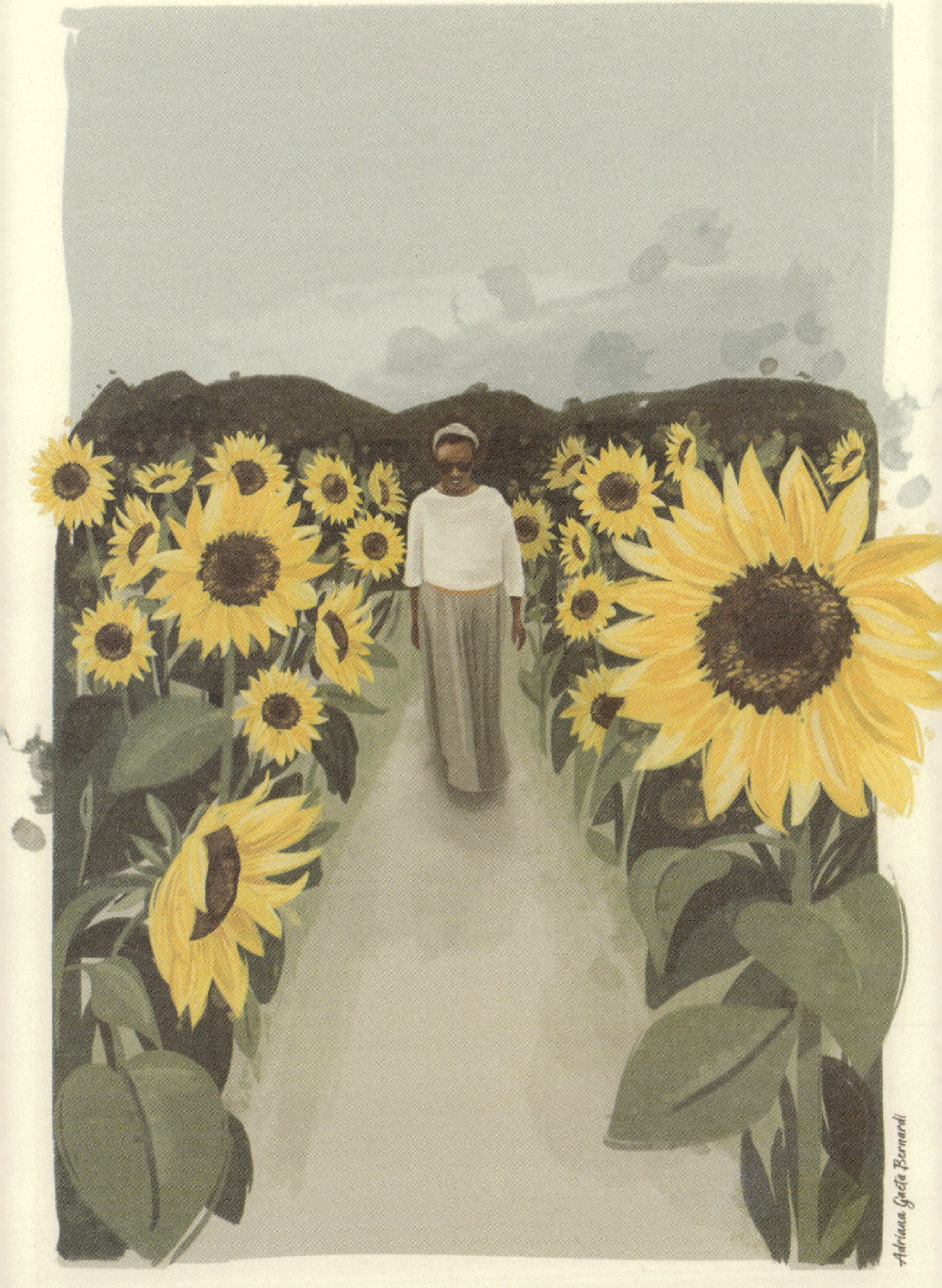
Adriana Gaeta Bernardi

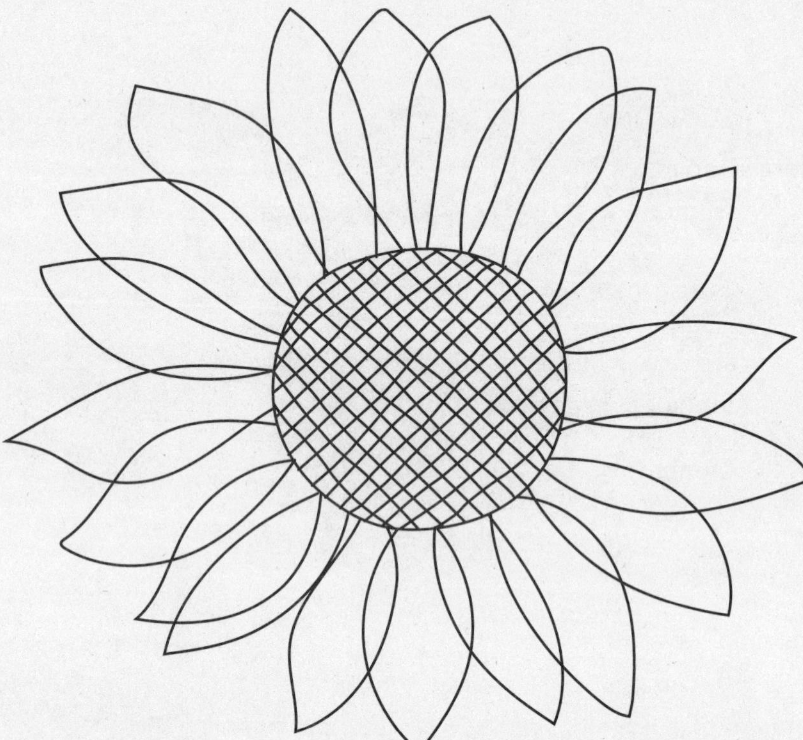

AGRADECIMENTOS

Gratidão não tem prazo de validade

Nesses últimos anos, aprendi a ser grata genuinamente; a gratidão para mim é algo que brota e, naturalmente, desenha o sorriso no meu rosto e vou percebendo uma sensação de bem-estar misturada com alegria e paz interior.

É exatamente o que estou sentindo agora, enquanto me recordo de algumas experiências desses últimos anos e venho expressar a minha gratidão a Deus pelo dom da Vida e por ser uma testemunha de Sua existência, amor, cuidado e poder.

Também gostaria de expressar a minha gratidão a todos vocês que fizeram, fazem e irão fazer parte da minha vida. Não irei citar nomes, pois poderia esquecer de mencionar alguém, mas gostaria de expressar que você faz parte dessa história e acredito que, ao ler alguns trechos, irá se perceber presente nas minhas experiências. Mesmo que não mencione o seu nome, saiba que, enquanto escrevia, lembrei de você e agradeci a Deus pela sua preciosa vida em momentos tão marcantes.

E você, querido(a) leitor(a), que ainda não me conhece ou nunca ouviu falar de mim, este livro não chegou nas suas mãos por acaso. Sou grata por você abrir o livro (seu tempo é precioso, reconheço) e espero que uma parte da minha história seja um despertar para que você viva uma vida com mais qualidade, leveza e intencionalidade. Sou grata por você existir e ler meu primeiro livro!

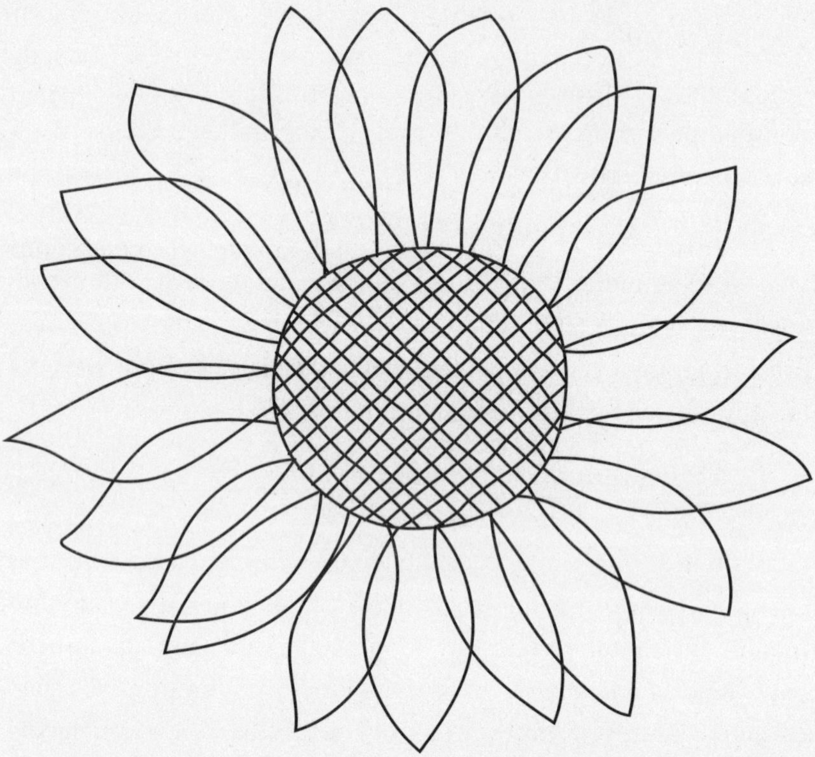

PREFÁCIO

Com grata satisfação recebemos o convite para apresentar o primeiro livro da nossa querida Joice, intitulado O Despertar de uma Vida Intencional. Nós a conhecemos de longa data e podemos testemunhar a beleza interior desta jovem guerreira, cuja vida nos inspira.

Por algum tempo, Joice era um diamante bruto e escondido... Uma joia única que permitiu ser lapidada e tratada. Muito além de um relato, você está tendo o privilégio de conhecer um testemunho de vida... vida como a vida é de fato!

Com vasta experiência transcultural, tendo passado por vários países, como China, Tailândia, Malásia, Índia, Senegal, Guiné Bissau, Espanha, Cabo Verde, França e Inglaterra, Joice aprendeu a depender de Deus, que a fez forte no enfrentamento de uma difícil realidade de enfermidade.

Na contramão da maioria das pessoas, que segue nas estradas da vida sem qualquer objetivo ou alvo a ser alcançado, Joice nos mostra, neste seu testemunho de vida, que as "estações da vida" vêm para todos, e é preciso saber aproveitá-las, transformando-as em oportunidades de mudança e crescimento.

As maiores e mais marcantes experiências na vida de uma pessoa acontecem nos tempos de dor e sofrimento. É assim na vida e na natureza. A pérola que enfeita é fruto de uma irritação no interior da ostra, e o nácar, substância lustrosa que nela existe, se junta para formar uma das mais belas joias produzidas pela natureza, já em estado acabado.

Este livro é um testemunho de fé em Deus e descoberta de um novo estilo de vida. Um testemunho de superação, não obstante as cotidianas imposições que qualquer um está sujeito a enfrentar.

Joice aprendeu a resiliência, superação e persistência.

Paulo, o apóstolo, coloca da seguinte forma: *"Por isso não desanimamos. Embora exteriormente estejamos a desgastar-nos, interiormente, estamos sendo renovados dia após dia, pois os nossos sofrimentos leves e momentâneos estão produzindo para nós uma glória eterna que pesa mais do que todos eles"* - 2 Coríntios. 4:16-17

Na experiência da Joice, aquilo que poderia ser seu declínio se transformou em desafio para viver a vida de forma intencional. Isto é, em mudança na forma de lidar com seu corpo e no aprofundamento da sua intimidade com Deus.

Esperamos que este livro edifique sua vida e o encoraje a passar pelas "estações da vida" com beleza e graça.

É nosso desejo. É nossa oração.

Seus pastores, ***Celso e Débora Martinez***

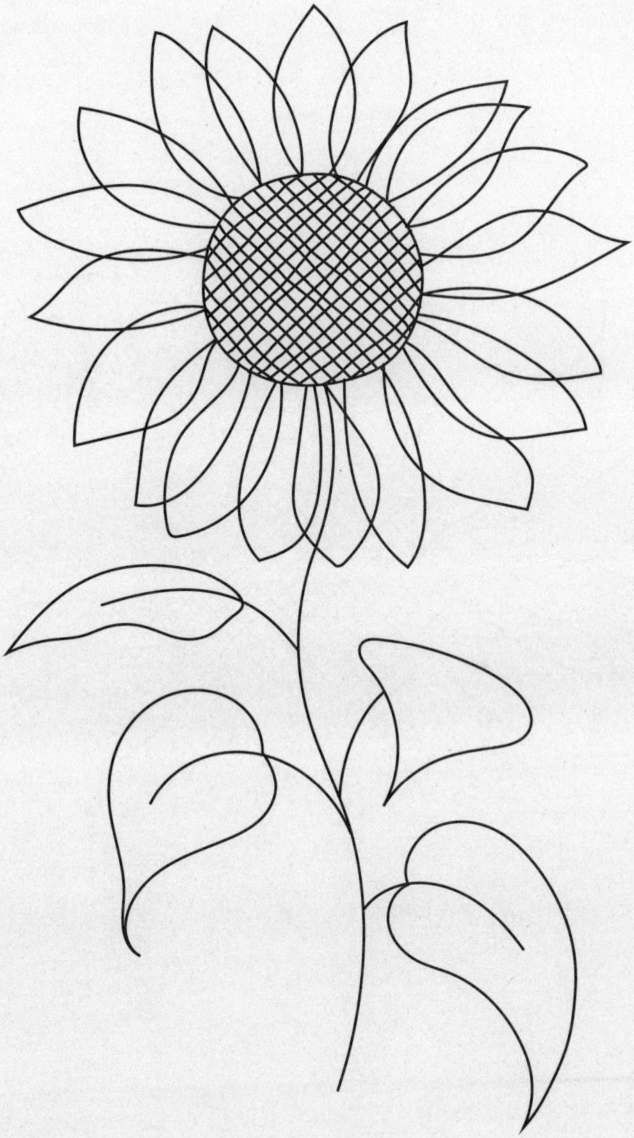

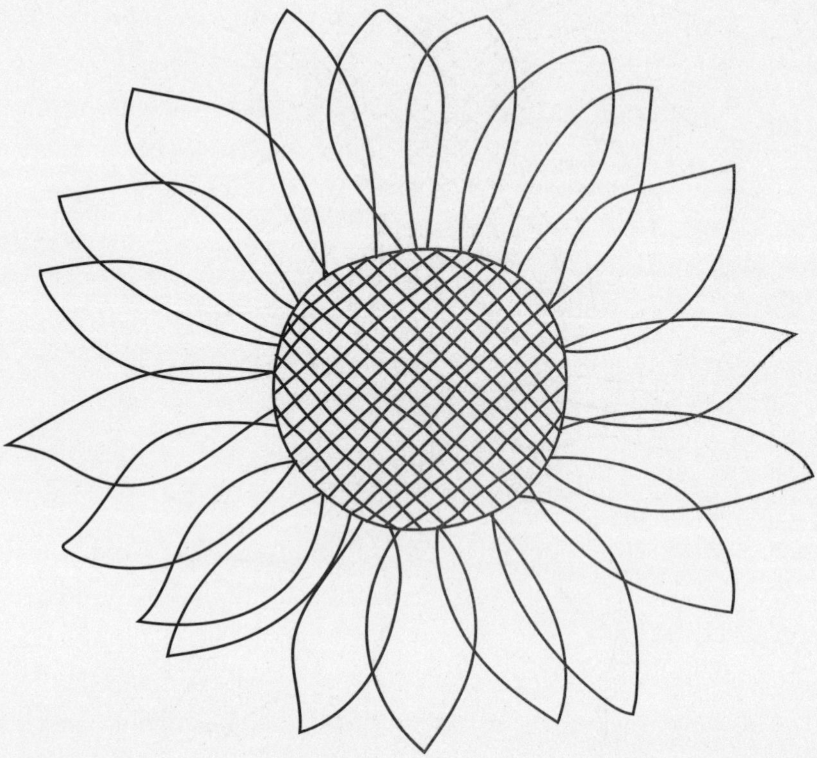

DEPOIMENTOS

Sou oncologista por opção mesmo, e me vejo todos os dias revendo esta opção. Mas sabe um daqueles dias em que você tem certeza de que fez a escolha certa? Aconteceu comigo no dia em que conheci a Joice. Uma linda e meiga jovem, que trazia consigo para a consulta sua mãe. Mesmo supostamente doente, era Joice quem "trazia" a mãe junto dela, pois o vínculo entre elas é tão forte e impressionante, que ambas se cuidavam mutuamente. Tive a alegria de conhecê-las e mesmo que por um pequeno detalhe, proporcionar a elas, a alegria de saber que tudo ficaria bem. Apesar de uma suspeita inicial de algo incurável, nós pudemos entender, à luz da ciência, que Joice passaria por momentos difíceis, mas tudo ficaria bem, como de fato ficou.

Então me senti especial por fazer parte daquela história e transitoriamente daquela família, com quem aprendi sobre fé, autoestima, confiança e sobretudo empatia. Passamos juntos pela quimioterapia, que, pouco a pouco, foi se tornando mais leve, até que um dia respiramos aliviados e nos deixamos envolver pelas coisas miúdas e importantes do dia a dia. Então aqui estou, para testemunhar quão corajosa e vitoriosa se tornou esta querida amiga e ex-paciente.

Que sua história sirva para encorajar muitos e muitos pacientes, bem como médicos que, frente ao medo da doença e à angústia pelo que está por vir, tendem a se desesperar. Meu convite? Nos entreguemos a este jeito Joice de ser, sendo empáticos, pacientes e tendo o coração voltado àquele que de fato nos dá força, Deus, que nos ampara sempre. É só ser um pouquinho como a Joice!

Dra. Heloísa Resende — médica oncologista

*

Joy, aquela que em seu nome carrega a essência rara, pura, única e transbordante da alegria. *"Reveste-se de força e dignidade, sorri diante do futuro"* Provérbios 31:25

Com esse versículo de Provérbios já daria para escrever um livro inteiro, ele contém riqueza de detalhes, é forte, profundo, repleto de esperança, assim como minha nobre amiga Joy, a quem tive o privilégio e a honra de conhecer em 2014, na China. Foi uma conexão do céu, uma identificação no espírito, o Senhor me apresentou a uma amiga Sua, e isso se chama favor, Graça.

Depois de seis anos, nós nos reencontramos online aqui no Brasil, e o carinho e a admiração eram os mesmos, recheados de saudades e de uma vontade imensa de abraçar. Tem uma frase que ouvi e que cabe bem nesse contexto: "saudades do que não vivemos".

Desde então foram muitas mensagens de texto, chamadas de vídeo, orações, lágrimas e muitas gargalhadas. Até o dia em que, por Sua bondade, o abraço do reencontro aconteceu e foi inesquecível, único. Obrigada, Jesus!

O riso, a alegria do Cristo é uma marca registrada, patenteada no céu, que define a Joy. E eu creio que essa alegria foi uma das armas espirituais altamente eficazes no "processo do câncer" que ela enfrentou como uma leoa.

Joy é uma filha amada convicta em sua filiação, sua identidade real enraizada no Rei Jesus. Seu coração foi forjado Nele, seu caráter é nobre.

Sua vida é dirigida pelo Espírito Santo , junto ao Seu Amado, ela foi conduzida como em uma dança nesse processo dolorido. Seus pés estavam firmes em cima dos pés Dele, e Ele a conduziu na dança da rendição, da confiança, da entrega absoluta, envolta e segura em Seus braços de amor.

Ele a "revestiu de graça, força, honra, formosura [...] e colocou em seus lábios uma nova canção" Salmos 49:3

Uma bela coroa, derramou óleo de alegria (Isaías 61:1-3), que a fez brilhar com novas cores, ainda mais vivas, a luz Dele (Mateus 5:16) para que todos vejam, contemplem o esplendor da Sua glória.

Joy, Ele sorri para você!
Gabriela Hayashida

*

Quando a Joice começou a fazer quimioterapia, nós tivemos a percepção de uma paciente bem jovem, cheia de vida pela frente e passando por um momento de fragilidade. Nossa convivência dentro do salão de quimioterapia foi ótima, super calma, passou para a gente um respeito e nos contou um pouquinho da sua história até chegar no processo da quimioterapia.

É sempre um prazer, para todas nós, ter pacientes curados e, o mais importante, com gratidão pelo nosso cuidado.

Ingrid, Suelen, Ellen, Iasmin — enfermeiras oncológicas

*

Joice, amiga, irmã amada!

No livro *Teoria do Bambu*, a escritora Ping Fu dá ao bambu o seu significado: o bambu é flexível, dobra com o vento, mas nunca quebra, pois é capaz de se adaptar a qualquer circunstância. É um sinal de resiliência.

E é isso que vejo em sua vida, uma capacidade de se recuperar nos momentos mais difíceis, sempre refletindo o seu caminhar com Jesus!

Amo você, amiga!

Sônia Fioranelli

*

Joy, você é uma amiga que a vida me trouxe de presente.

Nós nos conhecemos após minha primeira apresentação, em um evento online sobre autodesenvolvimento, em que eu falei um pouco sobre meu processo com câncer de mama e minha busca para lidar com questões emocionais, implementando uma rotina matinal.

Na verdade, foi a internet que facilitou nossa aproximação e também foi por meio dela que conseguimos trocar tantas experiências e percepções sobre nossas jornadas.

As conversas eram tão boas e inspiradoras, que em pouco tempo você já fazia parte de um querido grupo de amigas que se encontrava online semanalmente para desenhar, trocar experiências e aquecer o coração, mesmo que a distância.

É maravilhoso e inspirador acompanhar cada novo desafio que você se propõe e sempre se aprofunda com tanta integridade e leveza: desenhos e pinturas com várias técnicas, bordados, voluntariado, autocuidado com maquiagem, podcasts, corridas, caminhadas e aqui, o livro que eu tive a sorte de ver germinando.

Eu sinto que a vida sempre me dá muitas oportunidades e que ela sempre está me preparando para algo melhor, por meio de minhas escolhas.

Sou muito grata que a vida e minhas escolhas tenham me preparado para ser sua amiga e para receber seus ensinamentos, que vêm sempre com tanta alegria, Joy.

Evelyn Honda — designer de superfície

*

Eu tive a grande oportunidade de conhecer a Joice (mesmo que a distância) em uma das oficinas de automaquiagem do programa De Bem Com Você – A Beleza Contra o Câncer. Nós estávamos em um período pandêmico e todo mundo estava vivendo 100% online, mas a Joice conseguiu ir além de uma paciente em tratamento oncológico, ela se tornou voluntária da instituição, contribuiu com um depoimento que foi divulgado pelo programa de forma global, sempre trouxe alegria para as oficinas de automaquiagem das quintas às 20h, onde as pacientes podiam compartilhar suas histórias com alguém que já havia superado o mesmo tratamento. A minha definição para a Joice é: Uma pessoa que sabe ser sol, mesmo que os dias estejam nublados!

Eduarda dos S. Sampaio — Instituto ABIHPEC

*

Conheci a Joice em um quadrado, sim, em um quadrado, estávamos em uma sala virtual com mais três mulheres, o ano era 2020, estávamos bem no meio de uma pandemia, éramos alunas de um curso de inteligência emocional, e essa era uma didática que o professor/mentor tinha nos passado para aquele dia; conversamos brevemente e já senti uma identificação com aquela mulher tão forte, mas ao mesmo tempo tão doce, ao final da dinâmica trocamos telefones e eu a adicionei no grupo de alunas. Durante muito tempo conversávamos pouco, ela apenas entrava no grupo, se comunicava muito brevemente, era comigo que ela mais conversava, e a partir dali começamos a criar uma conexão, uma relação de amizade, falávamos do curso, um pouco da vida, mas principalmente, falávamos do amor de Deus, de como ele era bom, de como ele tinha feito maravilhas para cada uma de nós e milagres que tínhamos vivido, da evolução do curso e muitas respostas às nossas orações.

Depois de um tempo a Joice ficou um pouco afastada, tinha pouco contato com ela, até que ela apareceu, alguns dias depois, dizendo que estava passando por um processo, que ia fazer alguns exames, que precisava de alguns diagnósticos; imediatamente eu me coloquei a orar por ela, pela vida dela e pela saúde. O tempo passou e ela trouxe o diagnóstico, havia sim uma condição maligna que precisava de cirurgia e um posterior tratamento, e eu lembro nitidamente de ter dito a ela que tudo aquilo que ela estava passando serviria para que outras mulheres fossem alcançadas, outras mulheres que também estavam naquela condição, naquela situação, com aquele diagnóstico de câncer, receberiam forças através de suas palavras, que ela deveria anotar tudo que estaria passando, tudo que ia passar e tudo que tinha passado, pois todo esse material poderia servir de acervo para algo muito maior do que ela no futuro, e eu estou aqui participando da criação desse livro, participando da criação desse filho, desse milagre, do relato de um milagre, para que todos saibam, ouçam, vejam que essa mulher linda e forte venceu uma doença maligna, se transformou, se reinventou, e hoje conta maravilhosamente sua história.

Tenho muito orgulho de ter essa mulher como minha amiga e de ver o quanto ela cresceu, o quanto ela se conectou com a sua feminilidade, o quanto ela se permitiu mudar, aquela menina mais calada, mais reservada, mas extremamente simpática, ficou para trás, hoje essa mulher linda, guerreira e vencedora faz parte da nossa vida também.

Tatiana Amaral — médica ultrassonografista e consultora de imagem e estilo

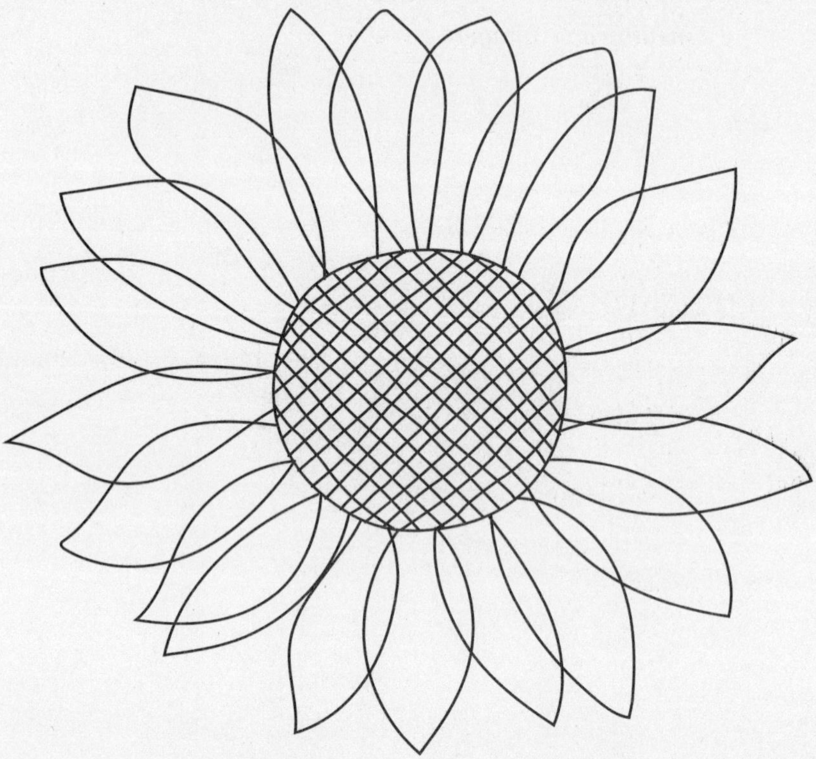

CARTA AO LEITOR

Brasil, Dorândia, 07 de fevereiro de 2022.

"Nós somos livros sendo escritos diariamente, precisamos ter a consciência e propriedade do que está sendo escrito nesse nosso livro da vida".

Caro(a) leitor(a), começo a escrever este livro em um dos momentos mais desafiadores da minha vida, tenho dentro de mim a gratidão por estar VIVA e um compromisso com Deus, de não desperdiçar esta nova chance de viver melhor e com mais qualidade. Enquanto escrevo esta carta, me sinto perdida e busco respostas dentro de mim e na minha história, para montar este quebra-cabeça estrategicamente confuso, mas eu estou VIVA e tenho um questionamento: o que vou fazer da minha vida quase chegando aos 40 anos?

Tudo o que lutei para construir nos últimos anos não existe mais, mas em meio a todo esse conflito interno emerge a consciência de que tudo o que tenho neste tempo é a minha história e, assim como sou única, as minhas experiências de vida também. Eu sou do tipo de pessoa que observa as pessoas e se questiona internamente: quais são as suas histórias? Acredito que cada pessoa é um contador de histórias em potencial, algumas histórias estão escondidas ou adormecidas, contudo, elas existem, existem sim! Com o passar dos anos vai ficando cada vez mais forte dentro de mim a mensagem de que "O que você viveu ninguém rouba!"

E isto inclui tudo, momentos felizes, marcantes, sonhos realizados, feitos surpreendentes, momentos tristes, frustrantes, angustiantes, sonhos não realizados, traumas. Acredito no reconhecimento de que todos nós temos uma história e por meio dela encontraremos um propósito e o poder de sermos essencialmente quem realmente somos.

Confesso a você, querido(a) leitor(a), que ainda não sei o que está acontecendo comigo hoje. Sinto que preciso compartilhar o que está dentro de mim, talvez seja a influência de uma leitura durante a minha devocional de hoje pela manhã, que enfatizava a importância de cultivarmos o hábito da doação, e o desafio de doar algo me pareceu tão diferente, que percebi que precisava doar algo que nunca havia colocado em exposição. Percebi que precisava compartilhar alguns acontecimentos e espero que, de alguma forma, o que você lerá nas páginas a seguir coopere no seu processo de reconstrução interna e o incentive a cultivar a intencionalidade na vida.

Acredite que este livro chegou até você no momento certo, então vamos começar a jornada?

Com amor e gratidão,
Joice :)

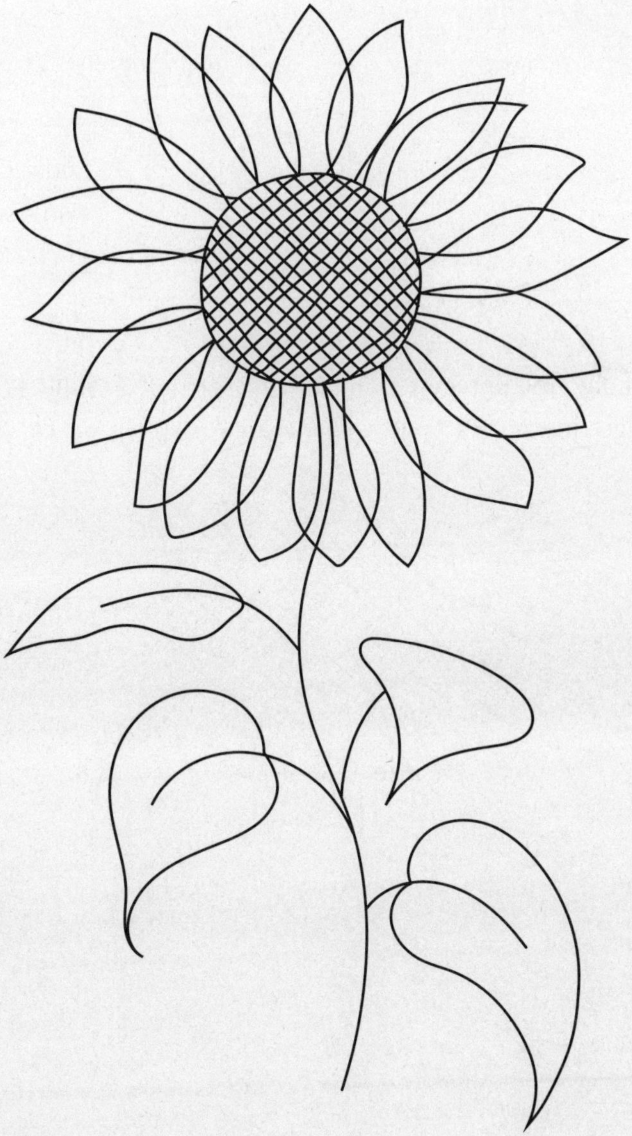

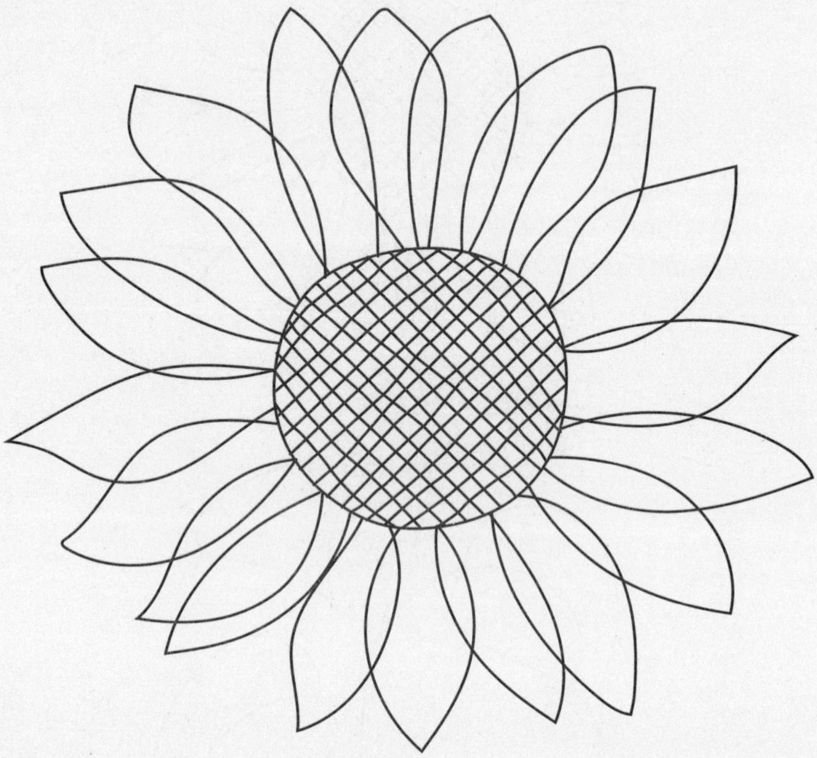

QUEM É JOICE?

Joy,
Joice,
Jovem mulher,
Jambo sua linda cor,
Janela da alma.
Jeito gentil de verdade.
Jiló não cabe.

Jornada difícil
Jamais desiste
Jogo jogado.
Jesus!

Joice,
Junto de mim carrego,
Júbilo de amor!

Joice,
Joia Rara.

Gláucia Simões
2022, Outono de Lisboa.

Deixe eu me apresentar, afinal, te convidei para uma jornada e talvez você nunca tenha ouvido falar de mim. Meu nome é Joice, para os mais íntimos eu sou a Joy, e este é o meu primeiro livro publicado; sou uma mulher única, cuidada e amada por Deus nos mínimos detalhes, sim, eu creio que sou! Filha de Deus é o que me define melhor.

E diante de tudo que enfrentei nos últimos anos, esta verdade tem a cada dia se fortalecido dentro de mim. Cresci em uma família de quatro pessoas, meus preciosos pais, Rubens e Elenita, e o meu irmão Rubinho, em uma cidade pequena do interior do Rio de Janeiro, Dorândia, um lugar que muitas pessoas me perguntavam se existia no mapa. Este lugar pouco conhecido é repleto de belezas naturais, gente simples e acolhedora.

Confesso que este precioso lugar foi deixado de lado por algum tempo, afinal, desde pequena sonhava em desbravar terras distantes, conhecer culturas diferentes e aprender idiomas desafiadores. O tempo foi passando e algumas oportunidades surgiram, realizei alguns sonhos, outros ainda não, mas prossigo vivendo e aprendendo. E como uma aprendiz dedicada, em constante aprendizado e em construção, decidi enfrentar um dos processos mais desafiadores da minha vida.

Um sábio mentor me ensinou que: "O que não te desafia não te transforma!" E neste livro compartilho os três últimos anos no Brasil com a minha família, nos quais fui despertada para viver uma vida mais intencional e com mais qualidade. Acredite, sou alguém com muitas histórias para contar, porém para este livro reservei as que mais transformaram a minha vida até o presente momento. Tenho aprendido a ser mais essência, amor, verdade, leveza, paz e beleza.

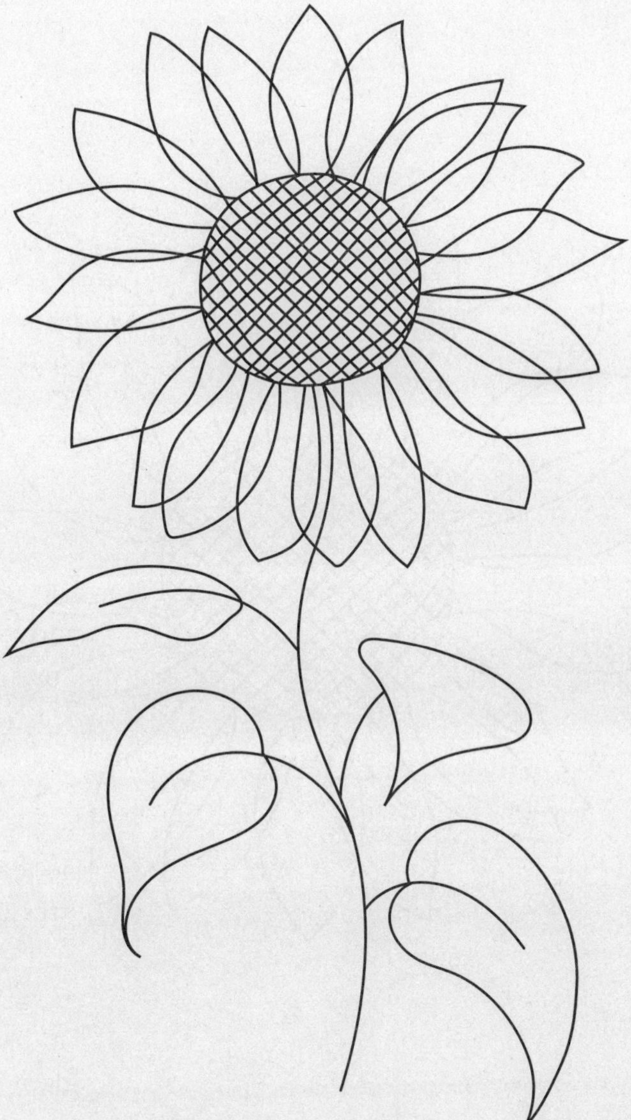

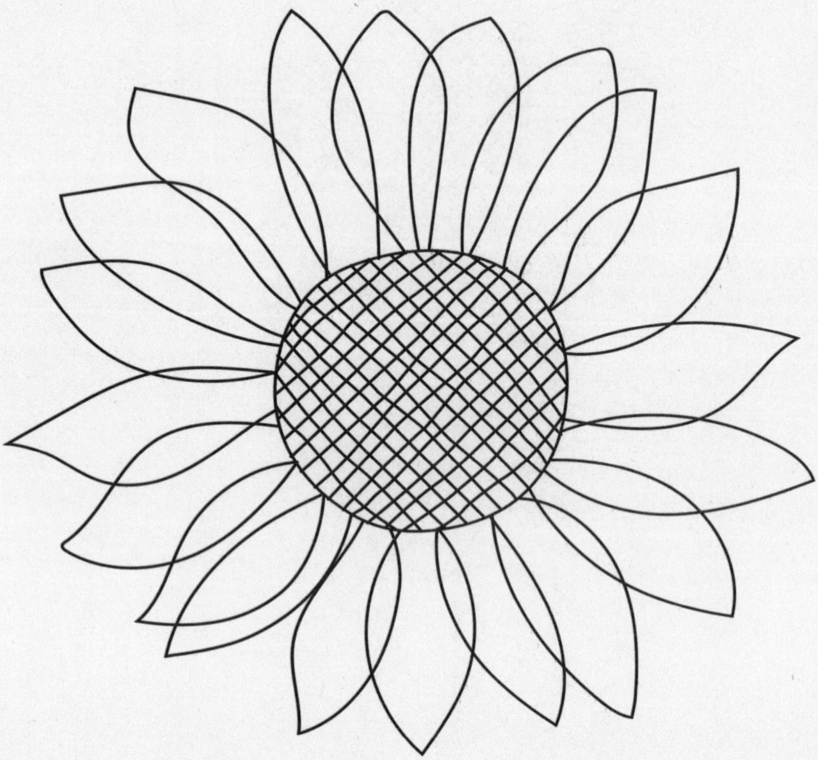

A IDENTIDADE E AS ESTAÇÕES

Torna-te quem tu verdadeiramente és!

Mas...

Quem sou eu para fazer isto?

Quem sou eu para ter isto?

Quem sou eu para realizar isto?

Quem sou eu para vestir isto?

Quem sou eu para receber isto?

Quem sou eu para viver isto?

Responda-me: quem tu és?

Eu sou? Quem sou...

Mas verdadeiramente quem sou?

As Estações da Vida me revelaram que sou muito além do que poderia imaginar.

Eu descobri no outono que sou simplesmente Filha de Deus!

No inverno, descobri que sou muito amada!

Na primavera, me apropriei da justificação por meio do sacrifício de Cristo Jesus na cruz no Calvário!

No verão, veio o meu renovo com o calor da ativação do Espírito Santo!

Eu sou alguém que decidiu acreditar e viver no que a Palavra de Deus diz que eu sou!

E eu me aproprio de tudo o que a Palavra de Deus declara que possuo.

A cada dia vou prosseguindo pela fé, revigorada pela esperança e enraizada no amor.

No outono da vida, apesar das mudanças drásticas nos cenários da vida, sou filha de Deus!

Mesmo nos invernos mais frios e dolorosos, não poderei ser impedida de receber o verdadeiro e puro amor de Deus envolvendo todo o meu ser, aquecendo-me e protegendo-me. Eu sou muito amada!

Apesar de desfrutar do frescor e beleza da primavera, encontrei a preciosidade da Graça de Deus por meio do sacrifício de Jesus Cristo na Cruz. Eu sou justificada!

Nos dias ensolarados e quentes do verão, permiti-me ser livre e autorizada para viver a minha real identidade. Eu sou ativada pelo Espírito Santo!

Joice ;) Joy
Primavera no Sudoeste Asiático - abril de 2024.

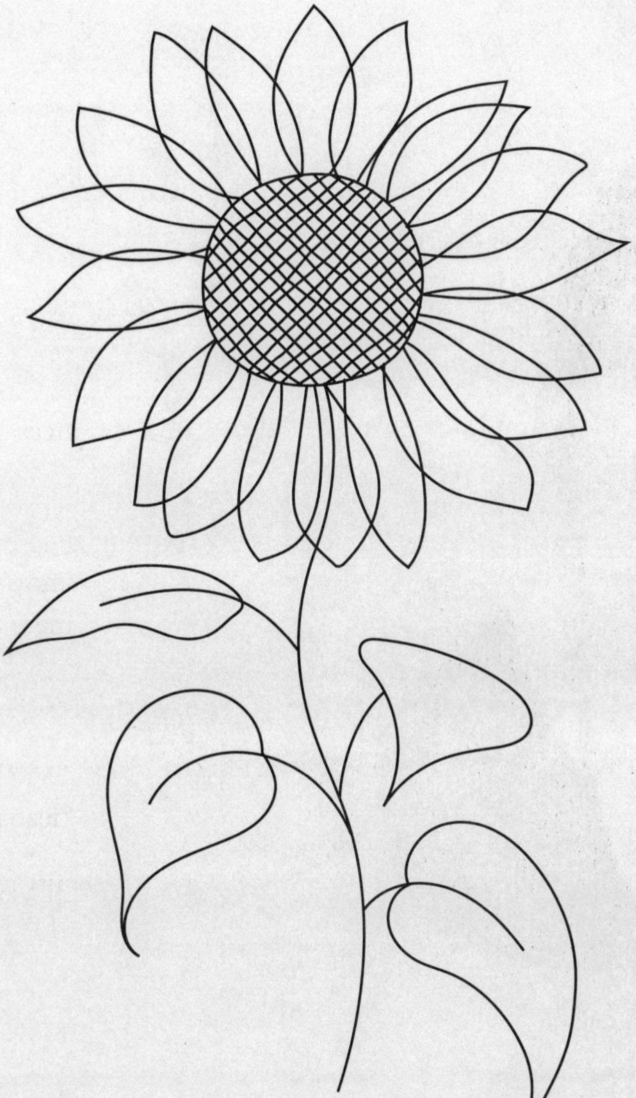

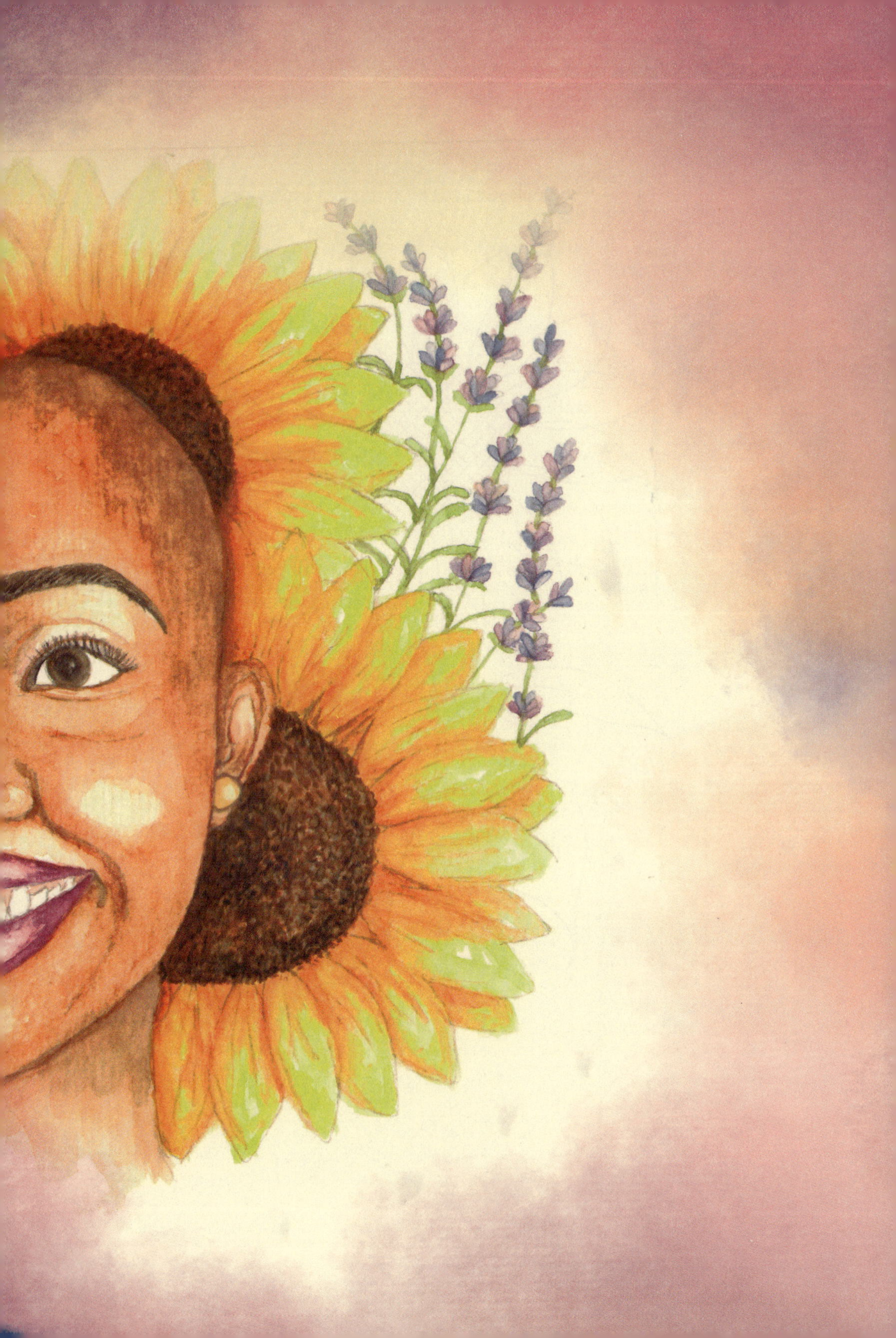

OUTONO

Não despreze os pequenos começos

PALAVRAS-CHAVE DA ESTAÇÃO:

- Descansa: "Porque sou Eu que conheço os planos que tenho para vocês", diz o Senhor, "planos de fazê-los prosperar e não de lhes causar dano, planos de dar-lhes esperança e um futuro". **Jeremias 29:11**
- Descoberta

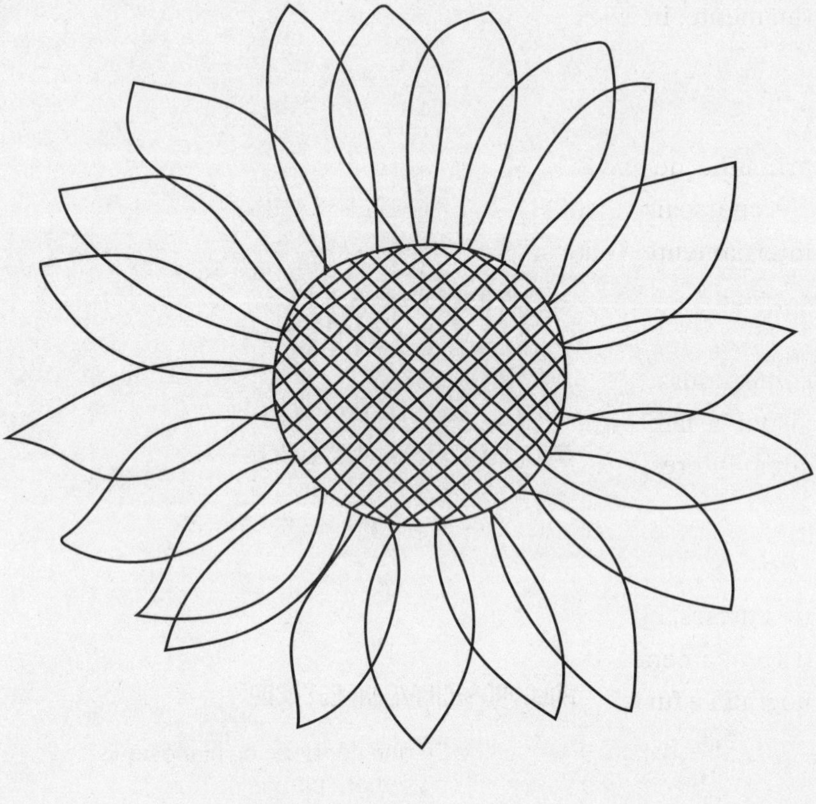

Querido outono, esta parte da minha história começa enquanto as folhas caem, trazendo a concretização de um ciclo que termina. Atributos bem peculiares estão contigo, as mudanças bruscas no tempo, as coisas acontecem sem aviso prévio, repentinamente, inesperadamente, imprevistas. . .

Eu vivia de estabelecer e cumprir metas, em busca de conquistas, superação, transformação, realizações de sonhos e cumprimento de tarefas. Tinha alegrias pontuais devido às realizações pessoais e profissionais, mas me sentia cansada, sobretudo, internamente. O corpo já sinalizava que algo estava acontecendo comigo, mas de alguma maneira eu não me permitia me ouvir e me sentir, afinal não posso parar, tenho tanta coisa para fazer, compromissos profissionais para honrar, viagem de férias para visitar a família no Brasil para planejar, estou conhecendo alguém interessante e interessado.

Depois das minhas férias de verão em que realizei o sonho de estudar e conhecer Londres, meu ciclo menstrual atrasou por três meses, me assustei, pedi a uma amiga que me ajudasse com o agendamento da consulta, fui à ginecologista, fiz uma ultrassonografia e fui questionada sobre o motivo da consulta. Falei sobre os atrasos no ciclo menstrual e ela me informou que, segundo o resultado do exame, o ciclo menstrual iria vir. Essa era a resposta que eu buscava naquela consulta. Agradeci, sorri aliviada e então voltei para o apartamento, fiquei contente e prossegui trabalhando, focada no fechamento do semestre, e me preparando para as férias no Brasil, conforme havia feito nos últimos anos.

Infelizmente, quando se mora fora do país de origem, do outro lado mundo, sozinha, é preciso se estabelecer diante dos desafios pessoais e profissionais diários a ideia de adoecer é facilmente esquecida, descartada e ignorada.

Assim como o outono nos apresenta sinais tão perceptíveis e claros de que é uma estação diferente das outras, o nosso corpo também nos avisa, mas muitas vezes estamos tão desconectadas de nós mesmas que não compreendemos a mensagem.

Eu sentia que algo estava acontecendo comigo, entretanto os meus compromissos eram mais importantes e naquele momento não fui sensível e acolhedora comigo mesma. Afinal de contas o ciclo menstrual havia voltado, estava com um condicionamento físico muito bom, havia participado da minha primeira maratona, me alimentava bem, frequentava a academia. Então, só foi um susto, está tudo bem, Joice, vida que segue!

"Os que desprezam os pequenos acontecimentos nunca farão grandes descobertas. Pequenos momentos mudam grandes rotas" Augusto Cury.

Capítulo 1:
Ops! Não foi assim que planejei

Aconteceu durante a pandemia, em 2020...

Em janeiro de 2020, vim para o Brasil visitar minha família nas férias de inverno, conforme fazia nos últimos anos. Cheguei muito cansada, mas com tanto amor e carinho, me alegrei e descansei por ter conseguido mais uma vez vir ao Brasil, o que exigia organização e planejamento financeiro.

Alguns dias depois, meus pais assistiam ao telejornal e me chamaram para ver a notícia sobre Wuhan e a covid-19. Fiquei assustada, afinal, há poucos dias eu estivera na China e fizera naquela terra minha segunda casa e; de uma certa maneira, as pessoas com quem convivi haviam se tornado parte da minha família. Pensei nos meus amigos, alunos, colegas de trabalho, então imediatamente peguei o celular para acessar as minhas redes sociais, enviar mensagens para verificar o que estava acontecendo e se as pessoas que conhecia estavam bem.

Apesar de a situação ser preocupante, as pessoas mais próximas estavam bem. A minha passagem de retorno precisou ser alterada, mas estava confiante de que retornaria em algumas semanas, não passava pela minha cabeça a ideia de que precisaria ficar no Brasil por tempo indeterminado. Precisei mudar meus planos e decidi ficar no Brasil até esta situação pandêmica passar. Meus pais ficaram felizes e mais tranquilos, pois desejavam que eu tivesse um ano sabático para descansar e ter um tempo de qualidade com eles.

Confesso que não queria ficar no Brasil, afinal a minha vida já estava toda estruturada na China. Foram anos de muita dedicação e trabalho para me adaptar à cultura oriental, por isso não me imaginava vivendo no Brasil novamente. Sou brasileira, sempre serei, tenho muita gratidão pela pátria amada, mas me sentia uma estrangeira no meu próprio país. Algo que me trazia consolo era pensar que eu não era a única que estava enfrentando mudanças inesperadas. Pela primeira vez na história, pessoas de diferentes povos, culturas e nações enfrentavam o mesmo desafio. A pandemia trouxe grandes mudanças pessoais, profissionais, tecnológicas e globais.

Apesar de tantas incertezas ao mesmo tempo, encontrei uma oportunidade para prosseguir. Em vez de viver me lamentando ou reclamando por tudo, decidi ser grata por estar com a minha família e utilizar os conhecimentos de autocuidado que adquiri ao longo dos anos; transformei parte do meu quarto em um *Home Office*, "escritório em casa", me organizei para manter a rotina de atividade física em casa, fui criteriosa em relação a informações, instruções e noticiários.

Os dias, semanas e meses foram passando e fui me adaptado à nova rotina entre dois fusos horários com 11 horas de diferença. Ficou cada vez mais perceptível que eu não tinha o controle do que estava acontecendo, na verdade, nunca tive o controle de nada, mas tinha a sensação de que tudo o que planejava acontecia. Por muitos anos foi assim, planejei muitas coisas e consegui executar, e isto me proporcionava uma falsa sensação de controle. Só que agora tudo estava diferente e eu estava assustada internamente, tinha a sensação de que navegava em águas profundas e desconhecidas. Quando me percebia assim, buscava trazer a memória de que Deus tem o controle de todas as coisas, eu não tenho o controle! Realmente, não tenho como controlar os efeitos dos acontecimentos em mim.

Capítulo 2:
Mas que dorzinha é essa?

Era o último final de semana de setembro de 2021, demorei um pouco para me levantar da cama e quando me levantei senti algo estranho, um desconforto na região pélvica. Uma dorzinha muito parecida com as cólicas menstruais, pensei que era o ciclo menstrual, que há dois meses não ocorria. A irregularidade me preocupava bastante, mas o último lugar em que eu queria estar era em um consultório médico ou em um hospital, então me empenhava para ficar bem e em casa.

Naquele final de seman,a a dor foi aumentando e meus pais decidiram me levar a um pronto atendimento; fui medicada e depois liberada para voltar para casa. A dor era tão intensa que não tinha posição que me proporcionasse alívio, era uma dor inesperada, misteriosa, gradativa e assustadora. Eu rolava de dor, pedia a Deus que me ajudasse pois não sabia o que estava acontecendo comigo, não tinha um plano de saúde e não tinha recursos financeiros para custear minhas despesas médicas, não conseguia comer, era um esforço muito grande, fui ficando cada vez mais fraca, vomitava e desmaiava.

Tenho a lembrança de ver meu pai e minha mãe assustados, angustiados, preocupados e buscando agir com rapidez para eu ser atendida em outro hospital, na cidade vizinha. Devido à demanda de pacientes com covid-19, estavam internando casos urgentes e específicos. Cheguei à UPA da cidade vizinha de manhã bem cedo, fiquei em observação no soro, fiz exames no hospital e por duas vezes tive que ir de ambulância; não conseguia andar e era carregada na cadeira de rodas. Lembro-me que uma equipe médica me analisou pela segunda vez e o médico responsável me disse: "Você precisa ser examinada pela equipe cirúrgica, enquanto você não for examinada por eles, você não sai daqui".

Naquele momento eu comecei a perceber que algo realmente sério estava acontecendo. Tentava acalmar meus pais, dizendo que tudo ficaria bem, mas por dentro eu clamava a Deus por socorro.

Em poucos dias, a dorzinha se transformou em uma grande e insuportável dor na região pélvica, nesse momento percebi que pequenas dores e desconfortos no nosso corpo podem se transformar em dores insuportáveis.

Acredito que o nosso corpo não foi criado para sentir dor, tenho aprendido que as nossas dores são sinais de alerta, nos avisando que algo não está funcionando harmonicamente dentro de nós. As dores que sentimos podem ser guias nos direcionando para tratar algo na nossa vida, história, emoções e corpo.

Na experiência que relato aqui, cada vez que trago à memória, percebo que o meu corpo me deu sinais claros de que algo não estava bem, e hoje, compartilhando com você, consigo perceber que não fui capaz de discernir o que estava acontecendo comigo.

Infelizmente não me permitia ter um tempo para me perceber, afinal sempre tinha algo mais urgente para fazer do que olhar para mim, me priorizar e entender o que estava acontecendo.

Retornei ao hospital de ambulância pela terceira vez naquele dia, a equipe cirúrgica solicitou mais um exame e decidiu pela internação. Senti alívio por terem decidido algo, mas também me angustiei, nunca havia ficado internada. Porém, naquele momento a vontade de parar de sentir dor era maior do que o medo de ficar no hospital, em plena pandemia.

Colocaram-me na cadeira de rodas, minha mãe me entregou roupas limpas, almofada e alguns produtos de higiene pessoal, juntamente com máscaras descartáveis, tudo num saco plástico transparente grande. Minha mãe me disse que Deus estava comigo e que eu iria ficar bem. Pude notar a angústia e a preocupação no olhar, mas ela transparecia firmeza e calma na voz. Fui levada para o leito, duas outras pacientes já estavam no quarto, a enfermeira veio imediatamente com a roupa de cama, uma toalha e uma camisola. Ela me mostrou o banheiro e fui tomar banho. Acomodei-me na cama, bebi água, olhei para o teto enquanto a enfermeira me aplicava medicação e adormeci, acordando no dia seguinte com a entrada da nova equipe de enfermagem que assumiria o próximo plantão.

Em seguida entrou uma equipe médica que me examinou e uma das médicas me disse: "Iremos transferir você para o hospital da sua cidade natal, temos outros pacientes aguardando cirurgia e o seu caso, pelo que analisamos, pode aguardar; se você ficar aqui, eu te opero na próxima semana, é o que podemos fazer por você até o momento".

A equipe médica saiu do quarto e eu olhei para o teto e as lágrimas escorreram, me senti sozinha, mas não desamparada, porque sentia que, apesar daquele momento tão difícil, Deus estava comigo, e eu conversava com Deus mentalmente, pedindo socorro e ajuda. Tudo pelo que havia lutado e trabalhado arduamente não valia nada, meus títulos, experiências de viagens, uma posição profissional privilegiada fora do país.

Eu me questionava internamente: de que adianta tudo o que vivi e conquistei nesses últimos anos? Neste momento sou apenas mais uma paciente sentindo muita dor, neste leito de hospital, aguardando uma cirurgia que não sei como, onde e quando irá acontecer.

Não tinha mais espaço para o orgulho, a vaidade e o medo. Precisava enfrentar, confiando em Deus e me permitindo ser ajudada e cuidada por desconhecidos. Veio um pensamento, se eu morrer aqui e agora, será que este será o fim da minha história?

Vi dois jovens médicos vindo em minha direção. Eu, discretamente, enxuguei as lágrimas e pensei: sou um ser exótico em exposição. Já me senti um ser exótico vivendo do outro lado do mundo, sentir-me em exposição naquele hospital era muito desconfortável, mas que viessem os próximos médicos!

Capítulo 3:
Não era um pesadelo... era realidade!

Os dois jovens médicos se aproximaram e disseram: "Nós estamos aqui para te fazer algumas perguntas, podemos, Joice?", Eles se apresentaram dizendo que faziam residência e queriam entender melhor o que estava acontecendo comigo.

Havia interesse em me ajudar de alguma maneira, enquanto um deles perguntava, outro fazia anotações, até que as perguntas terminaram e me examinaram. Aparentemente, estava dentro da normalidade, até que examinaram a minha barriga e a última análise foi pegar uma parte da barriga e soltar. Levantei do colchão e gritei de dor. Eles se comunicaram com olhares, me agradeceram e saíram da sala. Lembrei do médico na UPA, que disse, no exame físico, que havia uma massa pélvica palpável. Olhei para o meu lado direito e vi duas pacientes observando a minha aflição com aquele entra e sai de médicos e enfermeiros, elas começaram a conversar comigo e isto foi ajudando a me acalmar.

Duas novas pacientes chegaram e agora éramos cinco mulheres no quarto aguardando cirurgias, o quarto cheio de pessoas de alguma maneira me distraía. A médica que havia conversado comigo pela manhã, junto com os jovens e outros médicos, se aproximaram e começaram a apresentar as minhas respostas, como um estudo de caso, me introduzindo para a turma. Eu era um objeto de estudo, um corpo humano com um enigma a ser decifrado. Eles conversavam entre si, buscando respostas e um dos jovens estudantes falou para a médica, sua professora, que fizeram o exame "tal", desculpe querido(a) leitor(a), não lembro o nome do exame.

A doutora se aproximou e repetiu o exame e tive a mesma reação e disse: “A sua alimentação está suspensa agora, eu irei te operar hoje”! Ela se retirou com a turma de alunos e logo depois retorna com mais dois médicos que fazem o mesmo exame e reajo da mesma maneira; eles confirmaram a urgência, saíram da sala, e a equipe de enfermagem iniciou a preparação para o centro cirúrgico.

Fiquei duas horas para ser levada ao centro cirúrgico, foi período de espera com o coração em paz, porque tinha a certeza de que era necessário vivenciar aquele processo, estava sentindo tanta dor e ela só aumentava. Percebi que era a resposta ao socorro que pedi a Deus e, quando vieram me buscar, fui para o centro cirúrgico em paz e entregando a minha vida nas mãos de Deus.

Chegando ao centro cirúrgico, um ambiente descontraído, pessoas conversavam sobre diversos assuntos. A única pessoa que estava concentrada no que iria acontecer era a enfermeira que me levou e estava arrumando os instrumentos cirúrgicos; de repente ouço uma voz masculina, do meu lado direito, dizendo que o procedimento para anestesia iria começar, uma máscara de oxigênio, uma fumacinha dentro e simplesmente apaguei. Despertei com a troca de macas no centro cirúrgico e as enfermeiras me informando que a cirurgia havia terminado e que eu estava indo para o quarto.

Era uma sensação tão estranha, me sentia confusa, abri os olhos e vi um rosto conhecido e falei: “Rafa, Rafaela? É você?” Ela sorriu e disse: “Sim, Joice! Sou eu, a Rafa!” Parecia que eu havia morrido durante a cirurgia e vê-la me proporcionou a sensação de estar viva. Eu me lembrei que não era para falar, poderia ter desconfortos pós-cirúrgicos, então me calei e ela falou que avisaria meus pais que eu tinha feito a cirurgia e estava bem, no quarto, e que a amiga dela, que trabalhava no hospital, iria me ver na medida no possível. Para mim, a Rafaela foi uma mensageira que sobrevivi e estava viva. Era como se Deus falasse comigo: Oi filha, você está viva, agora dorme e descansa eu estou contigo.

Na manhã seguinte, acordei sem dor, a enfermeira do plantão noturno nos entregou uma toalha limpa e uma camisola hospitalar e me disse: “Irei tirar a sua sonda vesical e você poderá se levantar e tomar banho”. Quando me levantei, minha cabeça começou a rodar e tentei chamar a enfermeira para me ajudar, mas ela não me ouviu. Acordei no chão com outro enfermeiro tentando me ajudar. Pois é, desmaiei, me machuquei, mas nada aconteceu com os pontos da cirurgia.

Na pandemia não podíamos ter acompanhantes durante a internação, as equipes médicas e de enfermagem também estavam enfrentando desafios por estarem na linha de frente.

“Estou bem, só a perna que está doendo um pouco”, em seguida chegaram dois médicos que verificaram que não houve sequelas do desmaio. As companheiras de quarto disseram: “Você não pode levantar rápido, precisa ser devagar”. Disse a elas que estava bem, internamente estava muito assustada. Não consegui me levantar e tomar banho sozinha.

Foi feita a mudança de turno dos enfermeiros e três médicos vieram me examinar. Jamais esquecerei do momento em que removeram os curativos e me assustei com tamanho do corte: “Doutor, por que este corte tão grande?” “Removemos um ovário e um cisto! Os outros órgãos foram preservados, pois você nos disse que ainda pretende ter filhos”. Avisaram que iriam ver a possibilidade de reintrodução da minha dieta alimentar e saíram do quarto.

Pensava na minha família e como gostaria de tê-los por perto, afinal era tanta coisa e eu não tinha ninguém conhecido para compartilhar, não tinha nem um celular para dizer que estava viva e me recuperando da cirurgia. Mas olhei para o céu azul que conseguia ver da janela e senti paz. Um senhor se aproximou dizendo: "Sua dieta ainda não foi liberada, mas você pode tomar banho agora", fiz que sim com a cabeça, mas não tinha como ficar de pé durante o banho, então ele pegou uma cadeira de rodas e me ajudou a ir ao banheiro. Trocou a roupa de cama, eu o chamei e ele fez um novo curativo, lembro-me que ele foi ágil, cuidadoso e humano.

Naquele momento, num hospital público, comecei a refletir sobre a importância do trabalho da enfermagem, sobre como foi importante ter sido ajudada em uma tarefa simples. Eu vivia no modo automático nos últimos anos, era incapaz de imaginar algo semelhante ao que estava enfrentando. Sendo ajudada por estranhos, instrumentos nas mãos de Deus, para cuidarem de mim e me ajudarem. Lembro-me de uma mulher que se aproximou e disse: "Estou procurando a Joice, você é a Joice? Eu sou a irmã de um amigo do seu pai, trabalho aqui na lavanderia do hospital. O meu irmão pediu para te ajudar a falar com os seus pais, trouxe meu celular". Meu coração se encheu de alegria. Falei poucas palavras, mas suficientes para ficarmos agradecidos por aquela preciosa oportunidade. Jamais irei me esquecer dessas pessoas que me ajudaram.

Tenho na memória a compaixão e empatia de outras mulheres que também eram pacientes recém-operadas e que muitas vezes me ajudavam a levantar da cama ou pegavam um copo de água para mim. Outra pessoa memorável foi a mãe de uma paciente adolescente que fez uma cirurgia de emergência, era a única acompanhante no nosso quarto, vestiu-me, penteou o meu cabelo, me ajudou na preparação da minha saída do hospital. Jamais esquecerei dela, infelizmente, não lembro o seu nome.

Capítulo 4:

Aprendizados durante o outono

- Reconheça e identifique os ciclos da sua vida.
- Não menospreze os pequenos acontecimentos.
- Acolha a realidade. Ela será uma auxiliadora eficaz.
- Encare os desafios, fatos e diagnósticos.
- Enfrente as suas maiores dores, não fuja da dor!
- A dor pode ser um guia "condutor" para você.
- Vaidade das vaidades, tudo é vaidade!
- Permita-se receber ajuda. Aceite ajuda de gente que você não conhece.
- Seja humilde, não acredite que seus títulos ou experiências o tornam melhor que outras pessoas.
- Valorize o trabalho das pessoas que atuam em um hospital!
- Você pode enfrentar situações assustadoramente inesperadas!
- Confie que Deus cuida de você nos mínimos detalhes!

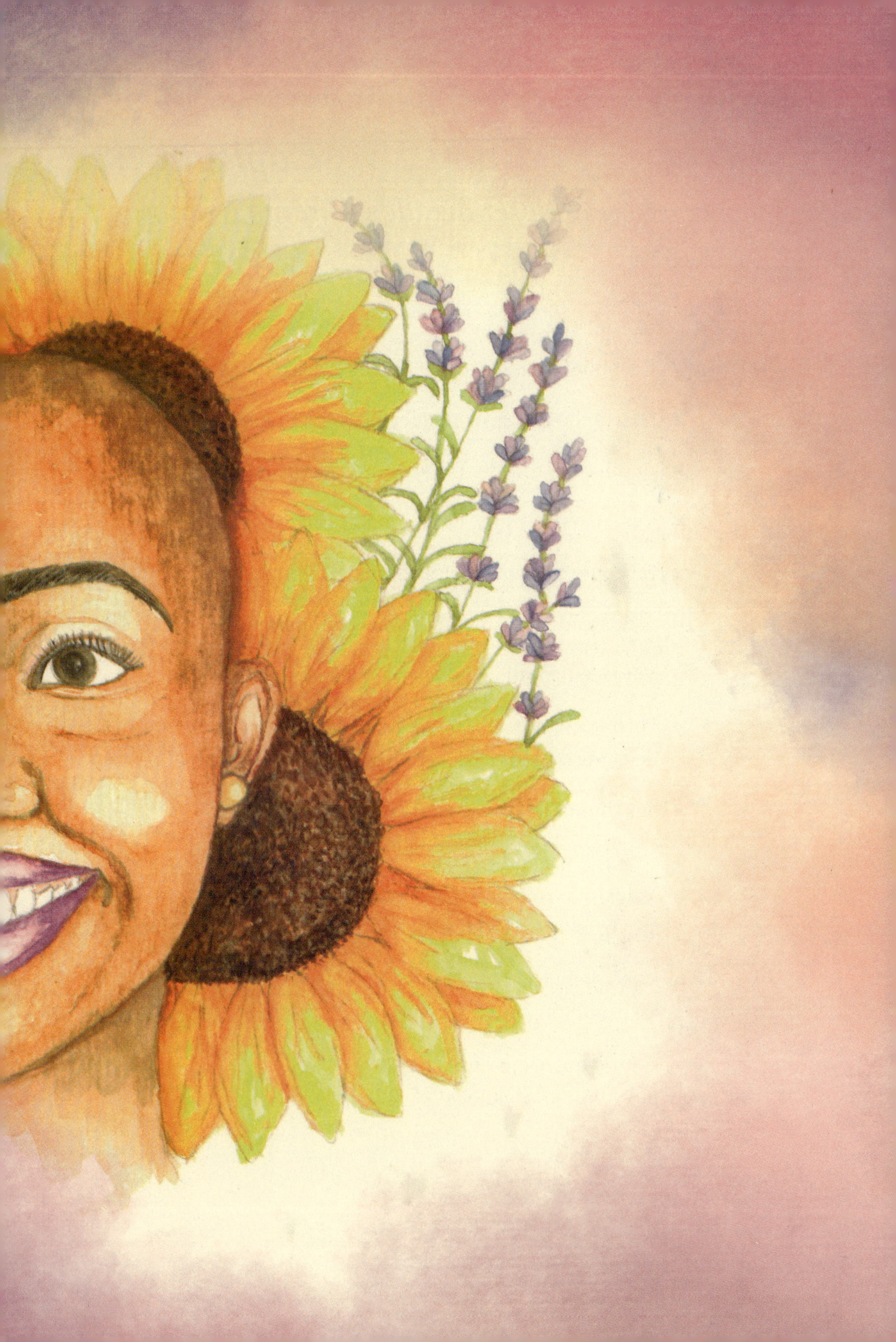

INVERNO

Viver é adaptar-se!
Me recolho para
o novo nascer.

PALAVRAS CHAVE DA ESTAÇÃO:

- Tratamento;
- Espera. **Salmo 40.1**

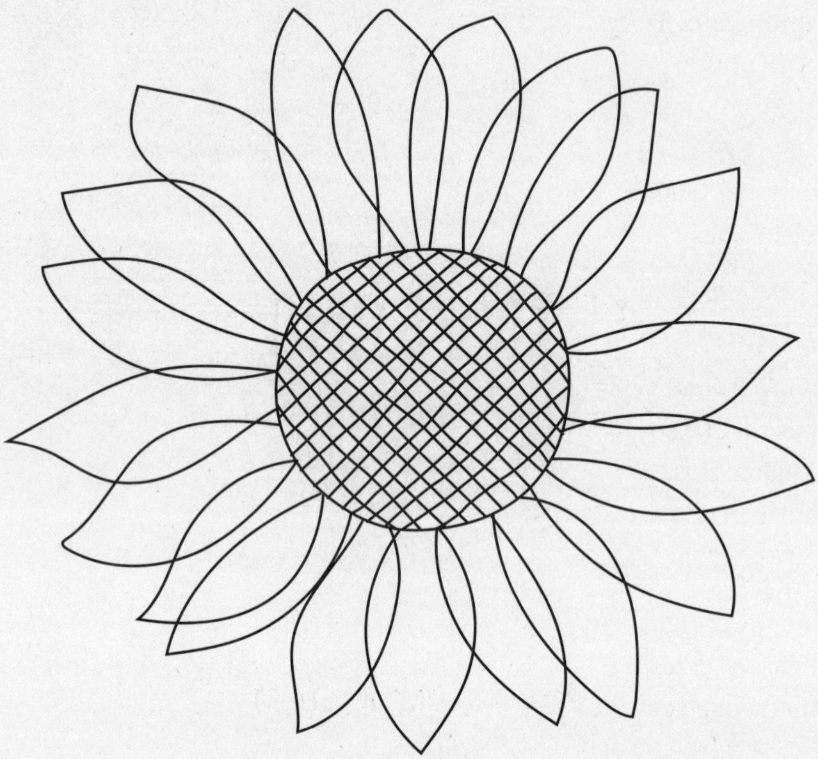

Querido inverno, reconheço que critiquei você por sua frieza e sequidão. Muitas vezes negligenciei o que você poderia me proporcionar pelas mudanças drásticas que proporciona. Confesso que tive muita dificuldade em reconhecer a sua beleza e propósito. Tive tanto medo de você que, por muitas vezes, não queria que você existisse e tentei ignorar a sua existência, mas você existe e é friamente real. Enquanto eu lutava internamente para negar a sua existência, resistia ao seu processo e o impedia de trazer ensinamentos preciosos escondidos no seu vento e nas suas noites congelantes.

Foi essencial para mim me render e aceitar o seu convite drástico de mudança. Com você, querido inverno, aprendi como é importante ter raízes firmes, fortes e profundas. Contigo as folhas caem e somos expostos estrategicamente. Em meio aos questionamentos, decisões importantes e enfrentamento da realidade, encontrei em você uma oportunidade de resgatar minha genuína essência, abraçar a minha autenticidade e me acolher de verdade.

Contigo, rigoroso inverno, enfrentei as maiores dores internas e externas. Você foi impetuoso e avassalador, mas reconheço que sem você em minha vida, não seria a mulher que me tornei hoje. Querido inverno, reconheço a sua importância e valor em minha vida, existe beleza em você e, hoje, enquanto escrevo este livro reconheço cada uma delas. Nas próximas páginas contarei um pouco da nossa história. Sou grata por você existir e me ensinar que é necessário enfrentar o que é preciso ser enfrentado em cada estação da vida.

Inverno, a sua frieza é assustadora, mas os seus ensinos são aquecedores e transformadores. Seja sempre bem-vindo, querido inverno! Eu não tenho mais medo de você! Aprendi que você não durará para sempre, e te reconhecer e aceitar em minha jornada me proporciona o retorno ao que é essencial na minha vida! Querido inverno, contigo parece que a vida paralisa, contudo vamos em frente, rumo a um tempo de introspecção, recolhimento, com noites longas e dias curtos. Eu me recolho para o novo nascer!

Capítulo 5:
Estou viva, e agora?

Havia recebido alta do hospital e retornei para casa com o coração grato e aliviada, apesar de não sentir mais aquela dor, tinha um novo desafio: a recuperação da cirurgia e aceitar que eu teria uma grande cicatriz na barriga. Na primeira noite em casa, vivenciei uma das experiências mais marcantes da vida. Já era noite, buscando uma boa posição para dormir e meus pais já tinham ido para o quarto deles, finalmente, havia conseguido a posição, mas estranhamente comecei a perder a mobilidade do corpo, não sentia meus pés, não conseguia mexer meus braços, mãos, pernas, pescoço, cabeça, simplesmente não conseguia me mexer e isso me assustou muito.

Tinha consciência de que estava na casa dos meus pais, no meu quarto recém-chegada do hospital. Não enxergava nada; estava tudo escuro. Vinha o pensamento de que precisava pedir ajuda, mas eu já havia perdido o controle do corpo. Diante dessa angústia, sinto que alguém se aproximava, senti medo e comecei a ouvir uma voz audível diretamente na minha mente dizendo: "Calma, sou Eu! Estou te dando o fôlego de vida!"

Imediatamente, senti como se alguém estivesse soprando a minha face, e depois disso os movimentos do meu corpo foram voltando e fui sentindo novamente os pés, pernas, mãos, braços; podia mexer a cabeça, conseguia falar, voltei a enxergar e a aquela presença tão poderosa, já não estava mais no meu quarto. Comecei a chorar emocionada, nunca havia vivenciado algo parecido e agradeci a Deus por ter me dado o fôlego de vida novamente. Confesso que diante de uma experiência sobrenatural como essa, a minha fé foi fortalecida e a certeza de que Deus estava me proporcionando uma nova chance, uma oportunidade de vida era incontestavelmente real. Talvez você se questione sobre a veracidade dessa experiência ou acredite no que acabei de compartilhar. Não tenho pretensão de que acredite em mim, caro leitor(a), somente quero deixar registrado. Sei que foi real, tentei em palavras expressar o que, extraordinariamente, vivenciei. O que vivi com Deus naquela noite, ninguém pode roubar de mim! Foi real e independentemente do que pensem ou falem sobre isso, eu sou uma testemunha de que milagres acontecem.

Os dias foram passando e meus pais foram cuidando de mim no meu pós-operatório, especialmente minha mãe, que fazia os curativos com tanta delicadeza e dedicação. Me recuperei muito bem e a cicatrização ocorreu dentro da normalidade.

O dia da retirada dos pontos da cirurgia chegou e, depois, a médica que havia feito a minha cirurgia me aguardava no consultório. Ela foi direta e objetiva em suas palavras informando-me que o resultado da biópsia havia chegado e estava me encaminhando para um médico oncologista, porque não era um cisto que havia sido removido e sim um tumor. Quando ouvi a palavra tumor, logo veio a pergunta na minha mente: "Tumor? Câncer? O que está acontecendo comigo? Só pode ser um pesadelo!"

A sensação era de ter perdido o meu chão. Com o encaminhamento para o oncologista nas mãos, no carro, ao retornar para casa, me perguntava: "O que posso fazer além de ir para outro médico? Será que existe algo que eu possa fazer por mim? Será que estou com câncer? Quanto tempo de vida tenho? É assim que a minha vida vai acabar? O que posso fazer para que esta situação não seja tão pesada para os meus pais? Por que comigo? O que fiz de errado? Por que Deus está permitindo que esteja passando por isso? O que fiz comigo? Por que sobrevivi? Estou viva, e agora?"

O que fazer diante do inesperado? O que fazer quando percebemos que não temos o controle de nada? Por muitos anos a minha vida foi planejar e executar, diante de objetos alcançados, metas cumpridas e sonhos realizados e havia criado uma falsa sensação de controle da minha vida e era assustador reconhecer que a única coisa que podia controlar era como o que estava ouvindo e vivendo iria me afetar, principalmente interiormente. Diante da espera pelo que os próximos médicos iriam me dizer e pedir para fazer, algo dentro de mim me movia a buscar respostas para compreender o que estava acontecendo.

Confesso que sempre fui alguém que não se contentava com respostas superficiais e sem fundamentação coerente e corria para as bibliotecas da escola para buscar repostas nos livros. Muitas vezes quando tentava compartilhar os questionamentos, não era muito compreendida e fui encontrando nos livros, grandes amigos, mentores e instrutores. Algumas respostas eu encontrava, outras não, mas de alguma maneira buscar respostas me proporcionava uma sensação boa de estar me movimentando para encontrar o que almejava.

Refletindo depois da consulta médica e com o encaminhamento para o oncologista nas mãos, pensava: deve existir algo que eu possa fazer por mim! Eu poderia ter morrido, mas não morri! Deus me deu o fôlego de vida!

Infelizmente não consegui um agendamento rápido para um oncologista pelo SUS, precisaria esperar entrarem em contado comigo para me encaminharem para uma cidade vizinha. O pensamento era constante, decidi fazer alguma coisa e fui em direção ao computador e comecei a pesquisar sobre câncer. Estava tão perdida na pesquisa que não sabia direito o que pesquisar, até que uma propaganda me chamou a atenção: "A verdade sobre o Câncer", um documentário com ensinamentos de especialistas em saúde integrativa sobre tratamento e prevenção do câncer. Decidi fazer um investimento e a assistir e estudar sobre a origem do câncer, alimentação anticancerígena, vitaminas e suplementos, tratamentos pelo mundo, a importância do corpo e da mente e as histórias de superação foram fortalecendo a minha esperança de o que estava enfrentando não era o meu fim.

Durante o início de busca por respostas e algumas frases, questionamentos, ensinamentos me confrontaram diretamente e me fazendo refletir sobre: como eu estava vivendo a minha vida?

Um dia, ouvi de uma sábia Health Coach dizendo que "o câncer é um sinal de que o seu estilo de vida está te matando. O câncer é um convite a mudança!". Naquele tempo, já havia aprendido que o câncer é uma doença multifatorial e não tive dúvidas de que precisava rever meu Estilo de Vida. O conhecimento adquirido estudando estava me libertando do medo do que precisaria enfrentar, mas havia uma certeza de que as ações iriam transformar os desafios da minha realidade. Era o meu tempo de compreender o que estava acontecendo comigo, estava ciente da importância de fazer uma revisão e mudança de vida. Fui aprendendo que a doença é um sinal de estamos fora do nosso caminho e o câncer era um sintoma de que a minha vida estava em desiquilíbrio.

A primeira consulta com o oncologista não foi pelo SUS, pois os dias passavam e não me ligavam para informar a data e a cidade onde iria fazer a consulta. Um casal muito especial, amigos preciosos para a nossa família, que se compadeceram, entraram em contato com um médico amigo deles, e pediram que me atendesse. O médico ligou para mim e no fim da conversa pediu que no próximo dia eu fosse ao seu consultório.

O Dr. C, o Anjo, irei chamá-lo assim, foi um instrumento nas mãos de Deus. Me explicou sobre o tipo de tumor que foi removido, aconselhou-me sobre os próximos passos que teria a possibilidade de enfrentar. O Dr. C e sua amável esposa receberam a mim e minha mãe com carinho, generosidade e respeito. Eu sou grata a Deus pela vida deles, pois foram fundamentais nesta estação.

Depois disso, tive uma consulta com um cirurgião oncológico, o Dr. B, também tão precioso. Percebi o cuidado de Deus na minha vida. O Dr. B agiu com precisão e eficácia me orientado a ser acompanhada por uma médica oncologista que fazia parte da mesma equipe médica, pois seria melhor para que ambos acompanhassem o meu processo de tratamento oncológico.

Precisei enfrentar um novo tempo de espera para ter a consulta com a oncologista, aguardar o período de festas e feriados de término do ano para ter uma data. Não consegui um agendamento urgente e precisei mais uma vez manter a calma e exercitar a fé. Decidi aproveitar o tempo com a minha família e refletir sobre os desafios tão árduos desta estação e tudo o que aprendi proporcionou tranquilidade para poder ir à próxima consulta.

E logo na primeira semana de janeiro de 2021, tinha a consulta agendada e a tomografia nas mãos. A médica nos fez algumas perguntas, analisou cuidadosamente os laudos e disse que eu precisava fazer uma ressonância e outros exames, que existia uma possibilidade de precisar fazer quimioterapia e explicou sobre as consequências do processo, disse que o cabelo iria cair e existia uma grande chance do meu ciclo menstrual não voltar. Perguntou se pretendia ter filhos e eu disse que sim; perguntou se eu era casada e ou tinha algum namorado e respondi que não (naquele momento, estava me segurando para não chorar). Tentava me manter presente, mas meus pensamentos estavam no que seria do meu futuro e nos meus sonhos não realizados.

Diante naquela conversa difícil na consulta, minha mãe olhou para mim e começou a cantar:

O meu Deus é um Deus de milagres
Não há limites para o Seu poder agir
Realiza o impossível
Para Ele nada é tão difícil
E o maior milagre já operou em mim
E o maior milagre quer operar em ti.

Deus de Milagres
Ana Paula Valadão e Diante do Trono

Segurei a mão dela e comecei a cantar declarando, com lágrimas nos olhos, que: "O meu Deus é um Deus de milagres, Não há limites para o Seu poder agir. Realiza o impossível e para Ele nada é tão difícil".

Estávamos vivendo um tempo que tínhamos somente a fé, diante de tudo, somente a confiança em Deus iria nos fortalecer para prosseguirmos. Jamais esquecerei daquela declaração de fé da minha mãe.

A médica ficou nos olhando cantar, esperou terminarmos e me perguntou se eu estaria disposta a me submeter ao tratamento quimioterápico ou fazer uma nova cirurgia caso fosse necessário. Respondi que iria fazer os exames e iríamos aguardar os resultados. Saímos do consultório e a sensação era a de que não sentia os pés no chão, encontramos meu pai na sala de espera e quando entrei no carro, simplesmente, desabei no choro de dor na alma. O meu pai disse: “Filha, isto não é o fim! É o começo de uma história! Isso que estamos vivendo será um testemunho para a glória de Deus!”

Respirei fundo, parei de chorar, sequei as lágrimas e comecei a conversar com Deus durante o trajeto de retorno para casa. Pedi para Ele me ajudar a enfrentar e que trouxesse consolo ao coração dos meus pais diante do turbilhão de coisas. Providenciamos os exames e com os resultados nas mãos agendamos a nova consulta.

Relembrando, enquanto escrevo, o meu coração se enche de gratidão a Deus, pois a provisão financeira veio na medida certa em que as necessidades surgiam, nada me faltou. Sempre vi e vejo o cuidado de Deus nos mínimos detalhes, mas especificamente neste inverno, vivenciei com muita propriedade o que por muitas vezes havia lido no Salmo 23: — “O Senhor é o meu pastor e nada me faltará” — uma expressão de confiança total em Deus. O salmista está seguro de que, sob o cuidado de Deus, todas as suas necessidades serão atendidas. O Salmo 23 nos leva à reflexão de como descansar, mesmo sob pressão.

Deus não perde o controle mesmo nos piores dias, quando cremos na palavra de Deus, começamos a viver a palavra. Este salmo foi o primeiro que decorei, quando comecei a estudar a Bíblia e gostaria de compartilhar com você:

O Senhor é o meu pastor; de nada terei falta.
Em verdes pastagens me faz repousar
e me conduz a águas tranquilas;
restaura-me o vigor.
Guia-me nas veredas da justiça

por amor do seu nome.
Mesmo quando eu andar
por um vale de trevas e morte,
não temerei perigo algum, pois tu estás comigo;
a tua vara e o teu cajado me protegem.
Preparas um banquete para mim
à vista dos meus inimigos.
Tu me honras,
ungindo a minha cabeça com óleo
e fazendo transbordar o meu cálice.
Sei que a bondade e a fidelidade
me acompanharão todos os dias da minha vida,
e voltarei à casa do Senhor enquanto eu viver.

Salmo 23

Entreguei os exames para a médica na consulta, ela ficou por alguns minutos em silêncio e disse: "Você não tem mais câncer! A cirurgia que você fez foi suficiente para a retirada do tumor, mas devido a ruptura que você teve, gostaria de encaminhá-la para fazer uma quimioterapia preventiva por um período de quatro meses." Perguntei rapidamente para a médica: "Doutora, irei perder meus cabelos? Eles irão cair?"

Ela respondeu: "Sim! Devido ao tipo de câncer que você teve, terá este efeito colateral. Seu cabelo cairá e também não posso garantir que o seu ciclo menstrual retornará."

Questionei: "Essa quimioterapia será necessária, mesmo? Afinal, eu não tenho mais câncer!" Ela disse: "De acordo com a minha experiência, seria melhor você optar pela quimioterapia preventiva, mas é você que decide."

Optei pela quimioterapia. Alguns dias antes da consulta, eu conversava com Deus pedindo que Ele me instruísse para tomar decisões assertivas e sábias. Estava com paz no coração para passar pelo processo de quimioterapia e não estava em paz se tivesse que passar por uma cirurgia novamente. Quando a médica me deu o poder de escolha em relação à quimioterapia o meu coração continuava em paz e respondi que iria me submeter à prevenção. Ela sorriu e imediatamente começou a preparar o meu encaminhamento.

Não sei como explicar, mas eu estava em paz e de alguma maneira confiava no profissionalismo daquela médica. Apesar da postura profissional impecável, acredito ela me olhou como um ser humano, que é um ser além de um diagnóstico, um ser humano que tem sentimentos, projetos, sonhos e uma história de vida. Sou grata a Deus por ela ter aparecido naquele inverno tão desafiador e árduo! Ela foi e tem sido um instrumento nas mãos de Deus para ajudar pessoas em seus invernos assustadores.

O tempo de enfrentar o setor de quimioterapia do hospital havia chegado e diante da minha decisão pacífica e consciente de me submeter ao processo quimioterápico, o que vinha agora eram as perguntas: "Como posso me preparar para enfrentar os próximos quatro meses de quimioterapia? O que posso fazer para passar por isso da melhor maneira possível?"

Dentro de mim havia a certeza de que um tempo de muitas mudanças havia chegado; apesar do frio na barriga para enfrentar o desconhecido, a paz no coração ajudava-me a seguir em frente.

Capítulo 6:
Recalculando a rota

Sempre gostei de ler, estudar e aprender coisas novas, e nesse inverno me deparei com uma temática que nunca havia me interessado: diante da necessidade e de uma inquietação interior, comecei a pesquisar sobre câncer, quimioterapia, nutrição, atividade física e qualidade de vida.

Um dia, vi um documentário com especialistas de Saúde Natural do mundo, e adquiri o livro. Assistindo a este documentário, aprendi que havia como me preparar para enfrentar o tratamento de uma maneira mais eficaz e sábia. E prossegui nos estudos, aprendizagem e preparação física, emocional e espiritual.

Um dos livros que me ajudou no início foi *Remissão Radical,* de Kelly A. Turner, especialista em oncologia integrativa. No livro ela apresenta os resultados de sua pesquisa sobre mais de mil casos de remissão espontânea do câncer. Ela estava intrigada com o "descaso" dos médicos em relação a histórias de pacientes que superaram a doença contra todas as probabilidades. Ela perguntou aos sobreviventes o que tinham feito para se curar e encontrou nove fatores comuns a todos os casos:

- Mudar radicalmente a dieta
- Assumir o controle da própria saúde
- Seguir a intuição
- Usar ervas e suplementos
- Liberar emoções reprimidas
- Estimular as emoções positivas
- Aceitar o apoio social

- Trabalhar a espiritualidade
- Ter fortes razões para viver

Lendo o livro *Remissão Radical,* fui descobrindo que é possível vencer o câncer, mesmo quando os médicos têm certeza de que não há mais nada a ser feito. Aprendi que as nossas escolhas podem cooperar para obtermos impressionantes resultados. Gosto da frase de um amigo que também foi paciente oncológico: "Não existe tempo perdido, o que existe é escolha mal feita". Acredito que durante processo de quimioterapia fui me conscientizando do que fiz internamente. Exigi demais de mim, me sufoquei, bloqueei habilidades preciosas que eu não conhecia. Fui me perdendo na rotina diária, nos compromissos do trabalho, na convivência com pessoas tóxicas, no perfeccionismo, na carência, na falta de amor-próprio, na inadequação, na solidão, na autoconfiança dilacerada.

Nesse confuso mundo interno, fui me abandonando, autonegligenciando e adoecendo silenciosamente. O coração apertado, o frio na barriga diante dos desafios de viver em um contexto transcultural, a sensação de insatisfação diante de algumas conquistas tão sonhadas. O ciclo menstrual foi ficando misteriosamente irregular, o emagrecimento (que por muitos meses foi trabalhado na academia com intenso treinamento físico) foi ficando cada vez mais notório.

O meu ser há muito tempo sinalizava e algumas vezes até gritava, mas eu, com medo do que poderia enfrentar, fingia que não escutava. Acredito que, durante um processo de quimioterapia, somos forçados a escutar o que o nosso corpo nos fala.

Foi o que aconteceu comigo durante o meu primeiro ciclo de quimioterapia. Tive alguns efeitos colaterais, sofri bastante e fiquei com medo de prosseguir. Um dia, resolvi responder às mensagens recentes e falei com minha professora de Dança do Ventre. Eu estava melhor naquele dia, mas disse a ela que estava com medo de retornar ao hospital para dar continuidade aos ciclos de quimioterapia. Ela disse que compreendia o que eu estava enfrentando, pois a mãe dela havia feito quimioterapia há alguns anos, e que eu devia ouvir o meu corpo. Ela explicou que no próximo ciclo de quimioterapia eu devia conversar com meu corpo, dizendo que vai dar tudo certo e que estamos juntos nessa jornada! Confesso que achei muito estranho o conselho, mas decidi conversar comigo. Quando as enfermeiras vinham fazer os procedimentos, eu falava: Joice, nós estamos juntas nessa! Calma, fica tranquila! Isso vai passar! Respira!

O setor oncológico de um hospital não é um ambiente fácil de frequentar, são desafios diários, mas para mim e os meus pais, que eram os meus acompanhantes, aquele foi um dos ambientes em que mais refletimos sobre a vida e como vivê-la na sua plenitude.

O tratamento oncológico de alguma maneira foi uma experiência forçada de autopercepção. Fui identificando os autonegligenciamentos, os quais não conseguia discernir durante a busca por uma vida mais "feliz" e "realizada".

Ao recalcular a rota da vida, ouvi algumas frases que me fizeram refletir e ressignificar esta desafiadora estação. As citações foram úteis para mim, compartilho contigo e espero que de alguma maneira possa contribuir para a estação que você está vivendo neste tempo.

"Por que eu? Porque você foi escolhida para se aperfeiçoar!"

"Câncer é uma doença que te ensina a viver!"

Dr. Alberto Gonzalez

"O que este câncer está te convidando a curar dentro de você?"

"Você pode ver o que o câncer está mostrando para curar dentro de você!"

"O Câncer traz um chamado para voltar para si!"

Kelly Lemos

"A dor pode ser um guia!"

"Se você trabalha a consciência, a cura é consequência!"

"A fé modifica a bioquímica!"

Dr. Ubirajara

"A doença é um sinal de que você
está fora do seu caminho."

"O Câncer é um sintoma de que a sua
vida está em desequilíbrio."

"É preciso olhar para sua vida e fazer
uma reforma íntima."

"Adotar hábitos anticâncer e uma filosofia de
vida anticâncer para ter uma cura integral:
corpo, emoção, mental e espiritual."

Patrícia Figueiredo

"A vida é uma estrada longa e justa para quem quer levar tudo pela frente com vontade de ser feliz com pequenas coisas, que estão sempre ao redor. Se pararmos para percebê-las, tornam-se imensas e agradáveis. Não precisamos de muito para sermos felizes."

"No decorrer do tempo te fizeram. . .
Você se faz. . .
Mas com o tempo passando . . .
Você se desfaz . . .
Mas. . .
Quando você começa a se encontrar com o tempo. . .
Já é tarde demais!"

Reginaldo - 18 de julho de 2021

O inverno me impulsionou a uma reflexão e a um trabalho interno que levou horas, dias e meses para que pudesse escrever. O que vivenciei em cada estação foi me conduzindo a reagir de acordo com a necessidade da situação e precisei agir rapidamente para que o meu processo de tratamento fosse eficaz.

Enfrentar invernos existenciais, sociais e emocionais é uma tarefa árdua e, no momento em que comecei a revisitar algumas memórias dessa estação, identifiquei lacunas que precisavam ser tratadas e curadas. Enquanto você lê este livro, saiba que não foi fácil compartilhar minha percepção das coisas que aconteceram comigo. Eu precisei parar a escrita por um tempo para que cada incômodo interno fosse tratado, um por um, sendo necessário ser revisto internamente, sentido, analisado, conscientizado e liberado.

Foi no inverno que tive a sensação de que o chão debaixo dos pés e o "controle" da minha vida desapareceram. Precisei me posicionar interna e externamente, pois os imprevistos, as portas fechadas, os diagnósticos inesperados, o tratamento oncológico pareciam ser o meu pior destino.

Na estação fria e silenciosa, perdi o chão, mas finalmente chegou a hora de abrir as minhas asas e voar; nesse processo fui identificando que era tempo de criar algo e dar um passo de fé para viver melhores dias, promovendo a arte de me interiorizar para viver uma vida plena, próspera, produtiva, com autoestima sólida e uma autoimagem sustentável e verdadeira.

Mesmo que eu precise atravessar invernos rigorosos, hoje tenho o entendimento de que nos invernos da vida descobrirei, ao contrário do que muita gente pensa, a beleza e o amadurecimento que somente os desafios do inverno podem nos proporcionar. No inverno também surgem as belas, exóticas e raras flores, secretadas pela dor, pelo frio, pela escassez hídrica. A capacidade de florescerem no infortúnio é um sinal de dignidade e tolerância.

Semente

E sem conseguir me segurar fui sendo arrastada
pelo forte vento que insistia em soprar.

E quando naquele chão desconhecido fui lançada,
tudo era frio, vazio, sem cor, tudo era madrugada.

Então, pedi para o vento voltar a soprar.

Vento, me leva para outro lugar, mas vento nenhum
passava por lá.

Teria que me convencer que a esperança tinha me
iludido, quando me disse que estaria sempre comigo?

Me senti desfalecer;

Mas o recomeço estava ali brotando despercebido, na
pequena semente que naquele solo havia caído.

Olhos são fontes;

E sem perceber, tudo mudou e a luz que me queimava
agora me revigora, me impulsiona a subir.

Então o solo eu fui deixando, nova cor eu fui ganhando, a
raiz se aprofundando, me sentia renascer.

E a brisa que soprou me lembrou que eu era semente.

Sonara Martins
Brasil, São José dos Campos - 30 de agosto de 2022.

Capítulo 7:
Aprendizados durante o inverno

- Viver nos conduz a constantes adaptações.
- É necessário saber quem realmente sou, que tipo de coisas realmente gosto.
- Algumas pessoas não conseguirão enfrentar o seu inverno com você e está tudo bem!
- Reconheça suas próprias negligências e perdoe-se! Liberte-se da culpa!
- Deixe ir e libere o fluir, desapegue do que precisa sair de cena da sua vida!
- Opte sempre pelo não julgamento das reações que enfrentará, verá, saberá e ouvirá sobre a estação que está desbravando.
- Não foque apenas nos seus próprios desafios, pratique a empatia e a gentileza! Existem pessoas que também estão sofrendo com o que está enfrentando e ao mesmo tempo enfrentando seus próprios desafios.
- Aceitar ajuda é necessário, reconheça o tempo de ser ajudado!

- Aprenda a respirar e apenas prossiga no processo da sua estação.
- Desacelere e se renda ao tempo de pausa, recolhimento, cuidado e acolhimento.
- Sementes precisam se aquietar e descansar para germinar e prosseguir se transformando no ciclo da vida.
- Existem dores que precisam ser nomeadas, enfrentadas e confrontadas.
- Enfrente suas dores existenciais, sociais, familiares, psicológicas e espirituais.
- O câncer é um convite à mudança do estilo de vida!
- Aceite a oportunidade de recalcular a rota da sua vida!
- É tempo de investir com constância no seu autoconhecimento!
- É hora de colocar em ordem o que está dentro de você.
- O amor também ensina, não somente a dor!
- Preciso me recolher, para o novo nascer!
- A realidade, a coragem e a ousadia se tornam aliadas eficazes em tempos desafiadores!

- Abra-se para receber novas amizades!
- Fale das suas dores e converse com outros sobre as dores deles.
- Cultive a sua vida no tempo presente!
- Proporcione às pessoas que te amam a alegria de cuidar de você em um tempo tão necessário.
- Encontre a beleza escondida no frio e no silêncio da estação.
- Já parou para identificar e listar quais são os seus sonhos de verdade?
- A compreensão da finitude pode se tornar uma ferramenta poderosa de autoconhecimento.

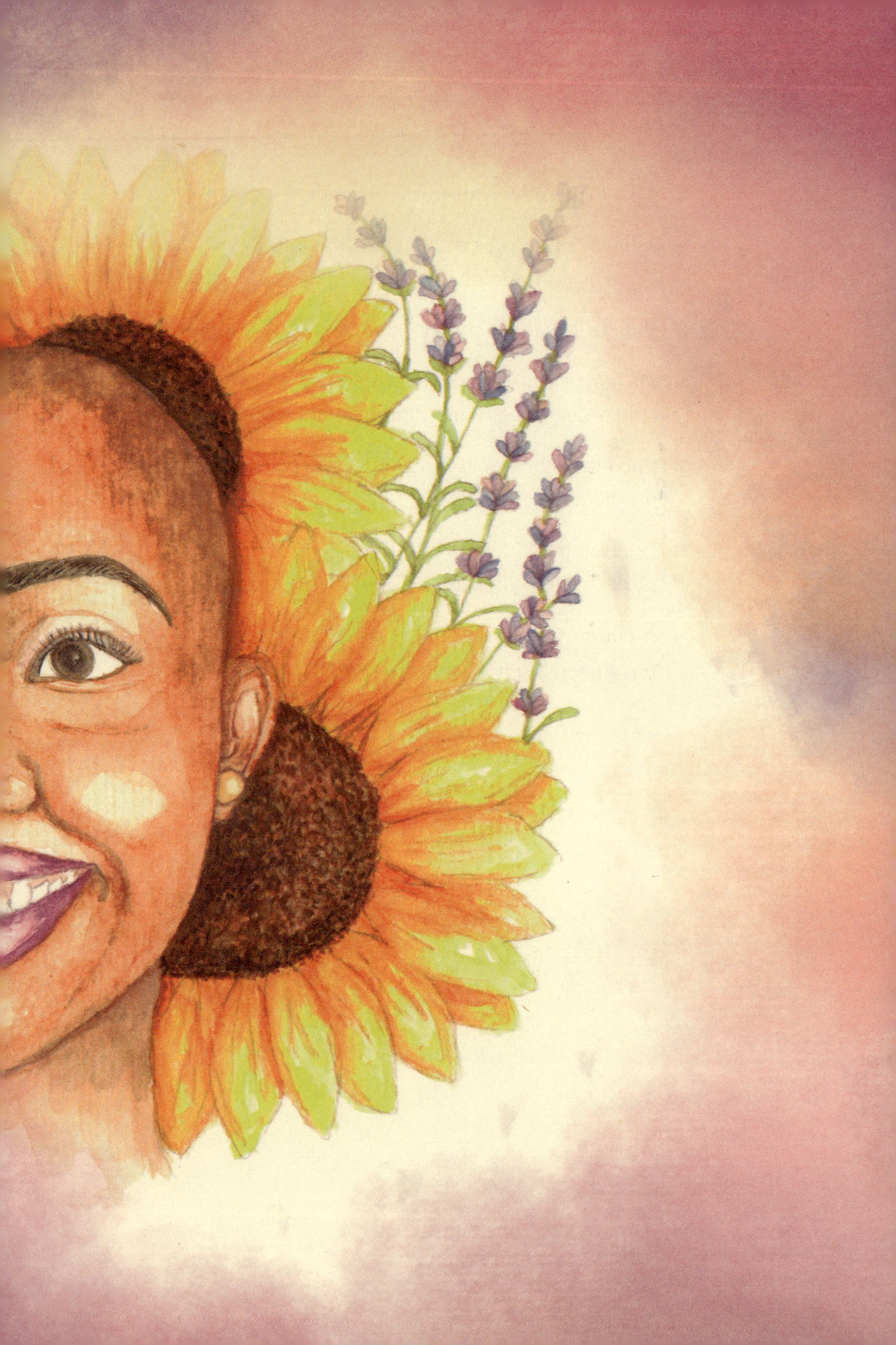

PRIMAVERA

Valorize o que já floresceu dentro de você.

PALAVRAS-CHAVE DA ESTAÇÃO:

Despertar

Confia. **Provérbios 31:25**

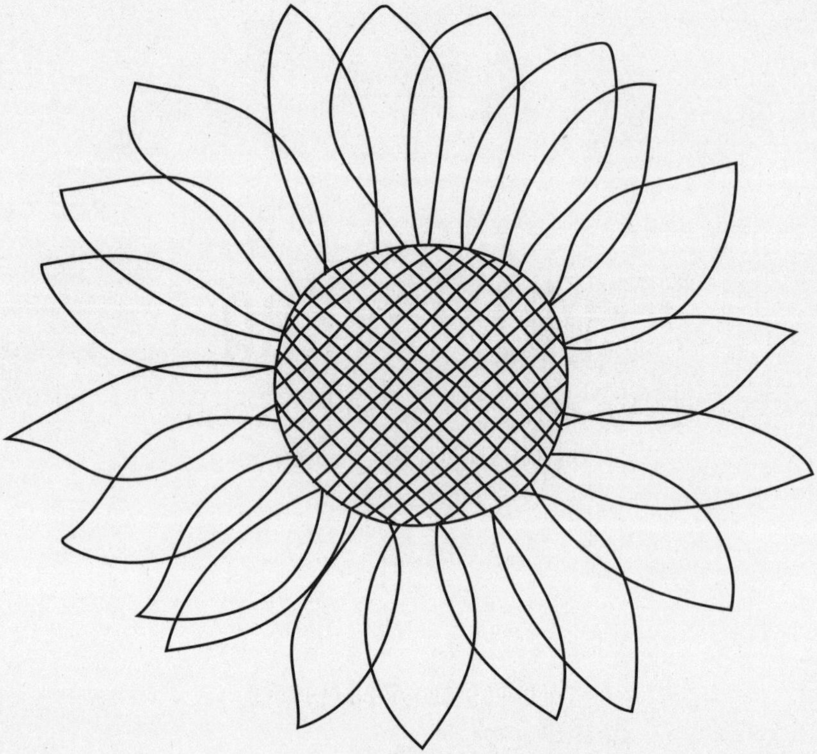

Oi, primavera, tão lindo ver você se aproximando da minha vida! Sempre tive a esperança de que você iria chegar, suas cores me adornam e alegram o meu coração. O seu cheiro me motiva a prosseguir, o desabrochar que te acompanha me inspira a enfrentar os desafios que estão diariamente diante de mim. O inverno me ajudou a enxergar as dores que existiam em mim. Ele me mostrou que existem sofrimentos internos maiores do que os desafios. A dor de não me aceitar e me amar de verdade. A dor de me sentir inadequada e rejeitada. A dor de não me sentir autoconfiante. Por muitos anos evitei reconhecer e encarar corajosamente essas dores.

E diante das dores eu não conseguia ser eu mesma. Fui perdendo a minha essência e autenticidade. Foi preciso enfrentar o que mais me assustava: eu mesma!

E agora diante de você, primavera, percebo que, sem as sementes que foram resultado das minhas dores existenciais ressignificadas durante o inverno, eu não teria o acesso a você. Foi preciso encontrar e confrontar as dores do meu ser para que pudesse torná-las sementes e, assim, você nascesse com espontaneidade, jovialidade e ousadia.

Primavera, que clima agradável você tem, os dias contigo são mais longos, e as noites, mais curtas. É notória a alegria colorida que você proporciona com o desabrochar das flores. Existe um renascimento que transpõe a flora e o aumento da fertilidade da fauna. O renascimento me alcançou pois percebo que já não sou mais a mesma, desde que decidi me amar e me acolher de verdade. E assumindo a minha responsabilidade pelo progresso, estou me sentindo fortemente encorajada para desbravar as novidades que você trará.

Consigo perceber que contigo não há espaço para sombras, pois, primavera, é notória a sua relação com o brilho radiante do sol da justiça.

Que bom que você chegou, primavera!

Saiba que reconheço muitas coisas para aprender contigo e te abraço com intenção, presença, gratidão e muito amor.

Pode fluir em mim e através de mim trazendo muita vida e me permitindo ressurgir e florescer. É tempo de romper barreiras e desabrochar, florescendo com amor-próprio e autocuidado.

Florescer com coragem, graça e propósito!

Capítulo 8:
Naturalmente simples

Não há primavera sem inverno! Quando tentamos apressar a chegada da primavera, acabamos desequilibrando as demais estações!

Na primavera percebi que as minhas raízes estavam maiores e fortalecidas, a estação anterior, o inverno, com a sua frieza e intensidade, me ocupou bastante, de forma que eu não consegui notar o que estava sendo formado em mim. Há novidades que precisam desabrochar, florescer trazendo cor, vida e essência genuinamente resgatada. As dores e desconfortos produzidos no inverno foram necessários para que a primavera chegasse com a sua beleza e presença notórias.

Um dia, li: "Para florescer é necessário passar por todas as estações". Compreendo melhor que sem processo não há progresso, pois o que começo a viver nessa estação é o resultado de não ter fugido do processo, apesar de ele ter sido tão desafiador. A primavera nos traz um convite para nos permitirmos viver um novo tempo, então decidi escrever uma carta para a minha essência. A essência é a parte mais pura e fundamental de algo, representando a sua verdadeira natureza.

A essência é o âmago, a natureza mais pura e fundamental de algo. A essência está diretamente ligada à identidade, àquilo que torna algo o que é, independentemente de qualquer outra coisa. É o cerne de toda a criação, o verdadeiro eu de uma pessoa. Essência está presente em diferentes áreas, desde a filosofia até a perfumaria, mas sempre carrega a ideia de pureza e originalidade.

Na perfumaria, a essência é a alma de um perfume. Assim como na filosofia, a essência é aquilo que torna um perfume verdadeiramente especial e único.

Durante o meu tratamento, fiz vários questionamentos interiores, pois as mudanças na minha aparência pelos efeitos colaterais do tratamento me fizeram refletir sobre o meu valor, identidade e essência. A carta que compartilho contigo neste capítulo é fruto do meu processo de autoconhecimento, talvez você nunca tenha parado para refletir sobre a sua essência, talvez, hoje, enquanto lê este livro você encontre a oportunidade que precisava para refletir.

A nossa essência é uma beleza existente em cada um de nós, que não pode ser roubada, mas pode ser esquecida e algumas vezes ignorada. É necessário, diariamente, encontrá-la.

*

Dorândia, 20 de outubro de 2022.

Querida Essência,

Eu te encontrei no meio de um processo de desconstrução interna e externa, cheia de dúvidas, questionamentos, surpresas e expressões de amor afetuoso.

Essência, lembra do nosso encontro?

Sei que você sempre esteve aqui, mas lembro do momento em que te vi em mim, quando me olhei no espelho após raspar os cabelos, me preparando para iniciar os ciclos de quimioterapia. Essência, simplesmente te vi e sorri.

O meu irmão também te viu em mim e disse depois que terminou de raspar o meu cabelo:

— "Joice, olha esse sorriso lindo! O seu sorrisão é o mesmo, minha irmã!"

Havia decidido raspar o cabelo antes de começar a quimioterapia, pois eu gostaria de me preparar para os quatro meses de tratamento que me esperavam; naquele momento de tantas incertezas, encontrei você e me permiti te acolher dentro de mim.

Essência, foi tão bom te encontrar aqui, mesmo em meio a tantas mudanças por dentro e por fora, você permaneceu e permanece intacta dentro de mim.

Existiam lacunas no meu ser que, no momento do nosso encontro, foram preenchidas e restauradas.

Sei que ainda temos muitas descobertas para fazer juntas, mas saber que estamos unidas enche o meu coração de alegria para prosseguir.

De mãos dadas prosseguimos fortalecendo uma à outra e, se algum dia eu não te ouvir, por favor, querida Essência, grite dentro de mim!

Com amor e gratidão!
Joice ;) Joy

*

Em meus estudos, chegaram ao meu conhecimento várias informações, mas uma delas chamou muito a atenção. A existência de uma prática integrativa e complementar ao meu tratamento oncológico, a aromaterapia.

Eu decidi aprender mais e descobri que é uma terapia complementar que utiliza o aroma e as partículas liberadas pelos óleos essenciais para estimular diferentes partes do cérebro, para auxiliar no tratamento de ansiedade, depressão ou estresse, agitação e irritabilidade, cansaço físico ou mental, insônia e falta de energia, dor de cabeça ou enxaqueca, dor muscular ou nas articulações etc. A aromaterapia pode ajudar a fortalecer o sistema imunológico e aliviar os efeitos colaterais da quimioterapia para o tratamento do câncer, além de fazer parte dos cuidados paliativos. A aromaterapia tem benefícios que vão além do aroma agradável. Ele atua para melhorar a saúde física, mental e emocional.

Os óleos essenciais são extraídos diretamente de plantas, geralmente através de destilação a vapor, enquanto as essências aromáticas são uma mistura de produtos químicos sintéticos projetados para imitar os cheiros naturais de plantas ou outras substâncias.

Os óleos essenciais são altamente concentrados e puros, porque são extraídos diretamente da natureza, sem adição de produtos químicos ou fragrâncias artificiais; geralmente são usados em pequenas quantidades em aromaterapia, terapias naturais e produtos de cuidados pessoais. Os óleos essenciais são altamente concentrados e potentes; apenas algumas gotas são necessárias para produzir um aroma forte e duradouro.

Eles são amplamente utilizados por suas propriedades terapêuticas, como propriedades anti-inflamatórias, calmantes, desinfetantes, antissépticas etc...

Os primeiros óleos essenciais que utilizei foram de lavanda, para me ajudar a lidar com a ansiedade nos dias de quimioterapia e me acalmar; e alecrim, ao terminar os ciclos de quimioterapia, para utilizar no couro cabeludo e ajudar no crescimento capilar.

Confesso que fiquei maravilhada com o uso da lavanda. Consegui relaxar e dormir durante a quimioterapia. Diante dos resultados que obtive, aprofundei os estudos e me tornei Aromaterapeuta, especialista em Aromaterapia Clínica.

Costumo dizer que me tornei Terapeuta Integrativa para cuidar de mim com um olhar holístico, que busca um entendimento integral diante de um diagnóstico, afinal existe um ser humano que adoeceu por alguma razão. Existe a causa de um adoecimento e ela precisa ser investigada. Prossigo com os meus estudos, pois tenho investido na minha qualidade de vida e de alguma maneira posso contribuir para que outras pessoas possam ter qualidade de vida também. O conhecimento pode até nos libertar, mas somente a ação nos transforma.

Enfrentar um tratamento oncológico e seus efeitos colaterais, ficar careca, entre outras coisas que foram surgindo, tudo isso me fez repensar algumas coisas como, por exemplo, o natural e o simples.

Aprendendo sobre as práticas integrativas, fui apreciando cada vez mais os recursos naturais que Deus criou e nos deu a oportunidade de usufruir. Fui fazendo mudanças nos produtos que utilizava, na alimentação que nutria meu corpo e nos hábitos que tinha. Passei a ler com atenção os rótulos, aprendi a identificar o nome de substâncias prejudiciais à saúde.

Diante da construção de um novo estilo de vida, o natural e simples encontraram cada vez mais espaço em minha vida, meus hábitos e escolhas. As coisas foram descomplicando e simplificando cada vez mais, sentia paz no coração e de alguma maneira a restauração do Ser ganhava a cada dia mais força e me sentia encorajada a prosseguir.

*

Dorândia, 21 de outubro de 2022.

Tesouros escondidos e novos amigos,

Tenho aprendido que dentro de cada ser humano existem preciosidades dadas por Deus. Andamos com tesouros escondidos dentro de nós. Algumas pessoas são capazes de entender a existência desse tesouro, outras pessoas, não. Eu compreendi que existem, sim!

Na minha experiência, quando comecei a enxergar e identificar as preciosidades em mim, ficou mais fácil reconhecer o tesouro escondido nas pessoas com quem convivia e que ia conhecendo no caminho. Identificar e reconhecer os tesouros escondidos das pessoas me ajudou a dar oportunidade e receber os novos amigos e amigas que estavam presentes nessa estação.

Diante de tantas decepções referentes a amizades, fui me fechando sem permitir que novas pessoas se aproximassem, pois não queria me decepcionar novamente. E foi durante a quimioterapia que percebi os movimentos de Deus trazendo novas pessoas com potencial de serem amizades genuínas.

No dia do meu 39º aniversário, apesar de ter me despedido de muitas pessoas que queria e outras que não queria, foi necessário compreender que era o tempo de deixar ir e dar permissão para o novo chegar em minha vida. A nova história, o novo tempo, os novos lugares, as novas amizades, as novas conexões e os novos desafios.

Na nova estação, não apenas tenho o entendimento de que o amor verdadeiro existe: eu simplesmente sinto e percebo o amor de Deus por mim na sua inexplicável expressão e verdade! Eu me sinto amada e preenchida e prossigo com o coração em paz e um sorriso no rosto! E isso chegou como um presente precioso no meu aniversário de 39 anos. Às vezes, precisamos abandonar a vida que havíamos planejado, porque já não somos mais a pessoa que fez aqueles planos.

É tempo de FLOR - E - SER! A primavera chegou aqui!
O que eu trago nesta nova estação?
Um coração bonito e constância!

Joice ;) Joy

Capítulo 9:
Esvaziando o ambiente e aquecendo o coração

Tive a oportunidade de refletir e questionar várias coisas; uma delas foi o propósito de ter tantas roupas no meu guarda-roupas. Com o isolamento social durante a pandemia e os cuidados com minha imunidade, estava em casa o tempo todo, saía apenas para o hospital e me perguntava:

- Será que eu preciso de tanta roupa e sapatos?
- O que realmente gosto de vestir?
- O que está de acordo com a minha essência?
- O que é essencial para mim?

Comecei a ler sobre consumo consciente, minimalismo e essencialismo. Aprendi que consumo consciente é a prática de repensar os hábitos de consumo, promovendo um estilo de vida mais sustentável e equilibrado.

É consumir de maneira responsável, considerando o impacto positivo ou negativo que nossas escolhas provocam no meio ambiente, na economia e na sociedade.

Ao praticar o consumo consciente, contribuímos para a preservação dos recursos naturais e para a redução do desperdício. Significa planejar melhor o que se compra, refletindo sobre a necessidade real dos itens e buscando alternativas mais sustentáveis. Também é fundamental considerar a procedência dos produtos, dando preferência aos produzidos localmente, com menor impacto ambiental em sua fabricação e com respeito às leis trabalhistas.

Devemos estar atentos às embalagens, optando por aquelas que sejam recicláveis. É pertinente privilegiar os alimentos frescos e de origem local, evitando o consumo excessivo de processados e industrializados.

O descarte adequado dos resíduos e seu encaminhamento correto também são partes essenciais do consumo consciente. A promoção da economia circular, que prolonga a vida útil dos produtos por meio da reutilização e da reciclagem, é prática fundamental.

O consumo consciente é um dos pilares da sustentabilidade. Cada escolha que fazemos tem consequências e, ao adotar práticas de consumo responsável, estamos contribuindo para construir um mundo mais equilibrado e preservado.

Lendo sobre o minimalismo, aprendi que é um estilo de vida em que se aplica um esforço constante para reduzir tudo ao mínimo, seja na arquitetura, no design, nas peças do seu guarda-roupas e até mesmo nas suas relações, hobbies e afazeres. Enquanto o minimalismo é uma busca interminável pelo "menos", o essencialismo busca um equilíbrio mais sábio entre simplificação e significado. Emerge como uma opção que valoriza a qualidade sobre a quantidade. O essencialismo é um convite a definir nossas prioridades com clareza e a concentrar nossos recursos e energia apenas nas coisas que realmente importam para nós.

O essencialismo é um método sistemático para entender quais tarefas (pessoais ou profissionais) precisam, de fato, ser feitas e quais podem ser eliminadas, tornando a execução mais produtiva, objetiva e leve. Ser uma pessoa essencialista significa acreditar que há uma verdade fundamental ou essência para cada coisa.

Passar o dia no shopping pode ser uma tarefa importante de lazer para você, e uma total perda de tempo para outra pessoa. Outros exemplos são o conforto e viagens. Por este motivo, invisto em pijamas e colchão de qualidade e em viagens nacionais e internacionais ao longo do ano. Abro mão de ter um carro, que para mim não é essencial. O principal é descobrir o que essa tarefa, objeto, relacionamento, representa para você e se é essencial para o estilo de vida que quer levar. Para se tornar habilidoso em dizer "não" a coisas não essenciais, precisa aprender o que realmente é importante para você.

Pergunte-se: o que aquece o meu coração?

Eu aprecio um texto da escritora Martha Medeiros falando sobre a felicidade que acompanha um evento novo de nossa vida, seja no afetivo, profissional ou mesmo físico. Mas ela alerta para o caráter efêmero da experiência: "as novidades envelhecem".

A escritora propõe outra relação com a felicidade, que ela chama de ser "feliz por nada". Significa assumir um modo de viver o cotidiano sem imposição de condições, aprendendo a cultivar igualmente os momentos imprevisíveis de alegria e de tristeza, de realização e de fracasso.

Este caminho parece viável? Que condições tenho imposto à minha vida e que, talvez, me impeçam de experimentar esta felicidade ligada ao cotidiano? Compartilho o texto contigo que me conduziu à reflexão sobre o cultivo de uma felicidade genuína e acessível.

*

Feliz por nada

Geralmente, quando uma pessoa exclama "Estou tão feliz!", é porque engatou um novo amor, conseguiu uma promoção, ganhou uma bolsa de estudos, perdeu os quilos que precisava ou algo do tipo. Há sempre um porquê. Eu costumo torcer para que essa felicidade dure um bom tempo, mas sei que as novidades envelhecem e que não é seguro se sentir feliz apenas por atingimento de metas. Muito melhor é ser feliz por nada. [...] Feliz por nada, nada mesmo? [...] Particularmente, gosto de quem tem compromisso com a alegria, que procura relativizar as chatices diárias e se concentrar no que importa pra valer, e assim alivia o seu cotidiano e não atormenta o dos outros. Mas não estando alegre, é possível ser feliz também. Não estando "realizado", também. Estando triste, felicíssimo igual. Porque felicidade é calma. Consciência. É ter talento para aturar o inevitável, é tirar algum proveito do imprevisto, é ficar debochadamente assombrado consigo próprio: como é que eu me meti nessa, como é que foi acontecer comigo? Pois é, são os efeitos colaterais de se estar vivo. Benditos os que conseguem se deixar em paz. Os que não se cobram por não terem cumprido suas resoluções, que não se culpam por terem falhado, não se torturam por terem sido contraditórios, não se punem por não terem sido perfeitos. Apenas fazem o melhor que podem. [...] Você é o que é, um imperfeito bem-intencionado e que muda de opinião sem a menor culpa. Ser feliz por nada talvez seja isso.

Martha Medeiros. *Feliz por nada.*
In: *Jornal Zero Hora* nº 16323, 2 de maio de 2010

*

Durante o meu tratamento oncológico, eu fui encorajada a fazer algumas perguntas para mim mesma, pois estava em busca de me reconstruir com mais intencionalidade e leveza. Estas perguntas me ajudaram a esvaziar o meu ambiente e aquecer o meu coração. Compartilho contigo e sugiro que você separe um tempo para refletir.

- Por que desejo viver?
- O que sei sobre os desafios que terei que enfrentar?
- Como quero enfrentar esta experiência em minha vida?
- Com quem de fato posso contar?
- A partir de hoje, o que farei para retomar o controle da minha saúde?
- Qual foi a última vez que faxinei o meu coração?
- O que posso fazer para liberar as emoções reprimidas?
- O que posso fazer todos os dias para me sentir mais grato(a) pela vida?
- A quem dei amor hoje? De quem recebi amor?
- O que posso fazer para aprofundar a minha espiritualidade, me aproximar de Deus e me sentir cuidado(a) por Ele?

Capítulo 10:
Aprendendo a contemplar o belo

Quando os desafios da vida nos ensinam a viver, percorremos caminhos muitas vezes angustiantes e desconhecidos. Vivenciei e ouvi muitas coisas, pois infelizmente o câncer ainda é visto por muitas pessoas como um castigo, uma doença de gente amargurada com a vida e que não sabe perdoar.

O câncer é uma doença multifatorial, causada por diversos fatores. Acreditar que o diagnóstico de câncer é uma questão de sorte ou azar nos torna vítimas das circunstâncias e não há nada proveitoso nisso, pois as vítimas são impotentes, não são assertivas.

A vitimização diante dos desafios da vida nos faz perder o que pode ser a maior oportunidade de fazermos uma reforma íntima, nos priorizarmos, reavaliarmos nossos hábitos e mudarmos a vida para melhor!

Confesso que passei por várias etapas durante o tratamento oncológico, mas uma delas foi a virada de chave no processo. Um dia, estava fazendo a minha atividade física matinal com a Aruna, nosso animal de estimação, e percebi que não sentia mais dor enquanto caminhava, conseguia dar passos firmes e a respiração fluía sem dificuldades. Direcionei a atenção para a passagem dos tons de verde, o lago que parecia um espelho, refletindo a beleza do céu azul, tão lindo, e fui sentindo o vento como se fosse carinho no rosto.

Comecei a agradecer a Deus por tudo o que havia passado nos últimos anos, meses e dias. Um agradecimento genuíno que foi enchendo o meu coração de paz e uma alegria diferente de tudo o que já havia experimentado. Estava descobrindo o que é o contentamento. De todos os aprendizados, o do contentamento foi um dos mais significativos para mim.

Na Epístola aos Filipenses, o Apóstolo Paulo fala sobre a importância do contentamento e revela que esta é uma virtude que devemos desenvolver. O contentamento não aparece imediatamente, é algo que aprendemos. O contentamento provém do quebrantamento interior. É necessário despir-se da ganância e avareza e caminhar em desprendimento.

“Alegro-me grandemente no Senhor, porque finalmente vocês renovaram o seu interesse por mim. De fato, vocês já se interessavam, mas não tinham oportunidade para demonstrá-lo. Não estou dizendo isso porque esteja necessitado, pois aprendi a adaptar-me a toda e qualquer circunstância. Sei o que é passar necessidade e sei o que é ter fartura. Aprendi o segredo de viver contente em toda e qualquer situação, seja bem alimentado, seja com fome, tendo muito, ou passando necessidade. Tudo posso naquele que me fortalece. Apesar disso, vocês fizeram bem em participar de minhas tribulações.” Filipenses 4:10-14

O Apóstolo Paulo aprendeu que a sua alegria em Deus independe do que acontece do lado de fora, “nas circunstâncias”, e que deve estar presente em toda e qualquer situação. Ele aprendeu também que não são as circunstâncias que devem reger os nossos sentimentos, mas sim a confiança em Deus. Ele foi tratado por Deus a ponto de se desapegar completamente das coisas materiais e viver contente pelo fato de que Deus é maior do que os nossos problemas e intervém neles. Paulo diz ainda que ele possuía experiências em todas as coisas, tanto na fartura e abundância, como na falta e escassez, mas que não importava qual o tipo de situação, pois ele podia todas as coisas n'Aquele que o fortalecia em todas as circunstâncias: Deus!

A primavera é uma estação com clima agradável. É uma fase alegre, muito colorida, em que as flores desabrocham. Há um renascimento da flora e um aumento da fertilidade da fauna. Certa vez recebi um conselho: invista em você! Sempre nascem bons frutos de uma árvore bem cuidada!

Muitas vezes, os maiores limites que temos são os que estão na nossa mente, são aqueles que acreditamos ter. O tratamento oncológico me impulsou a viver um novo estilo de vida e cuidar de mim com mais intencionalidade e propósito.

Na primavera entendi que o tempo de aprender a cuidar de mim havia chegado e o cultivo diário de práticas de autocuidado foi me ajudando a conduzir a vida com mais leveza e amor-próprio. A hora do banho havia se tornado um dos meus momentos preciosos de autocuidado.

Respeitar o nosso tempo é um ato de amorosa coragem.

Ter um olhar amoroso sobre nós mesmos nos proporciona um abastecimento de energia que nos capacita a viver com mais saúde física e emocional.

No processo de florescimento, fui construindo novos hábitos, como tomar sol pela manhã, andar descalça, dormir mais cedo, usar sons da natureza para dormir e relaxar, fazer exercícios físicos diários, andar na natureza, fazer jejum de 14 e 18 horas, evitar o consumo de açúcar, reduzir o consumo de farinha branca, reduzir o consumo de laticínios, comer mais frutas, comer mais folhas, verduras e legumes, corrigir a postura sempre que me lembrar, arrumar a cama todos os dias de manhã, passar mais tempo com a minha família, apenas aceitar o que posso cumprir, me divertir mais, ouvir mais do que falo, não mexer no celular na cama, usar roupas com cores mais alegres, aprender sobre finanças pessoais e investimentos, me permitir criar, cultivar a minha criatividade, respeitar os tempos de silêncio e descanso, aprender a cozinhar pratos mais saudáveis etc.

Aprendi a cuidar melhor do corpo, alma e espírito e comecei a valorizar o que já havia florescido em mim. A criatividade estava florescendo e retornei a desenhar, pintar, escrever, bordar e imaginar. Eu me permiti criar de dentro para fora e descobri que havia um jardim lindo renascendo, se reerguendo, desabrochando, florescendo com graça e delicadeza.

"A criatividade é um recurso fundamental para a sobrevivência do ser humano." **Carl Jung**

Capítulo 11:
Aprendizados durante a primavera

- Preserve a sua Essência e cultive-a na presença de Deus!
- Florescer primeiro e dar frutos depois (respeite os processos).
- Respeite o seu tempo de descanso.
- Sem descanso, dificilmente virá a eficaz produtividade!
- Praticar diariamente o viver com mais presença e menos pressa!
- Cultivar o contentamento e deixar brotar a gratidão genuína.
- Existem recomeços que nos permitem florescer de dentro para fora.
- Florescer com harmonia, plenitude e sabedoria!
- O que não é exposto não é tratado!
- Você é responsável pela sua transformação!
- Ouse ser simples!
- Valorize os momentos ordinários do seu dia a dia!

- Práticas de autocuidado resultarão em qualidade de vida!
- O natural revela o espiritual!
- Pergunte-se todos os dias: já olhei para o céu hoje?
- Aprecie o belo diariamente, observe a harmonia e cultive a beleza!
- Mantenha a gratidão nutrindo o jardim da vida.
- Olhar para dentro e para cima!
- Mantenha a fé, preserve a esperança e se alicerce no amor!
- A disciplina nasce com a filiação.
- Valorize as suas raízes, honre a sua origem!
- Não se movimente por necessidade, mas com propósito!
- Cultivar o que proporciona qualidade de vida.
- Discernir a necessidade e encontrar os nutrientes!
- Mantenha e cultive a capacidade de criar.
- Eleve seus padrões, percorra o caminho da excelência!
- Antes de adquirir, pergunte-se: Quero? Posso? Preciso?

- Aprenda a fazer escolhas sábias e assertivas!
- Traga à luz emoções e sentimentos que existem em você e trate-os.
- Permita-se viver um tempo de coisas novas.
- Viver sendo conduzido pelo Espírito Santo de Deus é viver com significado, sabedoria e intencionalidade.
- As dores e as vitórias nos ajudam nas triagens das amizades.
- Quanto mais futuro, menos presente, e quanto mais passado, menos futuro.
- Invista tempo e recursos em autoconhecimento!
- Aproveite as oportunidades de fazer terapia!
- Invista tempo em relacionamentos genuínos!
- Tenha uma vida com menos consumo e mais experiências.
- Faça investimentos em educação e experiências de vida.
- É melhor ser ativado, do que ser impactado!
- Saiba discernir o tempo de mudanças de estações na vida!
- Para cada estação existe uma provisão!

- Valorize o silêncio, a observação e a contemplação.
- Não despreze o que Deus valoriza.
- Plante com sabedoria porque a colheita é inevitável.
- Quando a ferida está fechada, vem a unção.
- Não é sobre viver mais e melhor, mas sobre ter vida verdadeiramente de dentro para fora.
- Não focar nos anos de vida, mas focar em ter mais vida em nossos anos.

Uma palavra, um cheiro,
uma lembrança,
um som, uma música,
uma paisagem,
me leva a lugares esquecidos em minha memória,
estou flutuando,
é uma leveza,
um momento bom,
de repente volto no agora,
por um momento penso
o que me espera,
olho pro lado e vejo
um passarinho, ele voa
e vai para longe do meu olhar,

eu penso
tenho de ser igual a ele,
simplesmente vir e ir como se não houvesse
um lugar definido,
simplesmente viver.

Reginaldo — setembro de 2023.

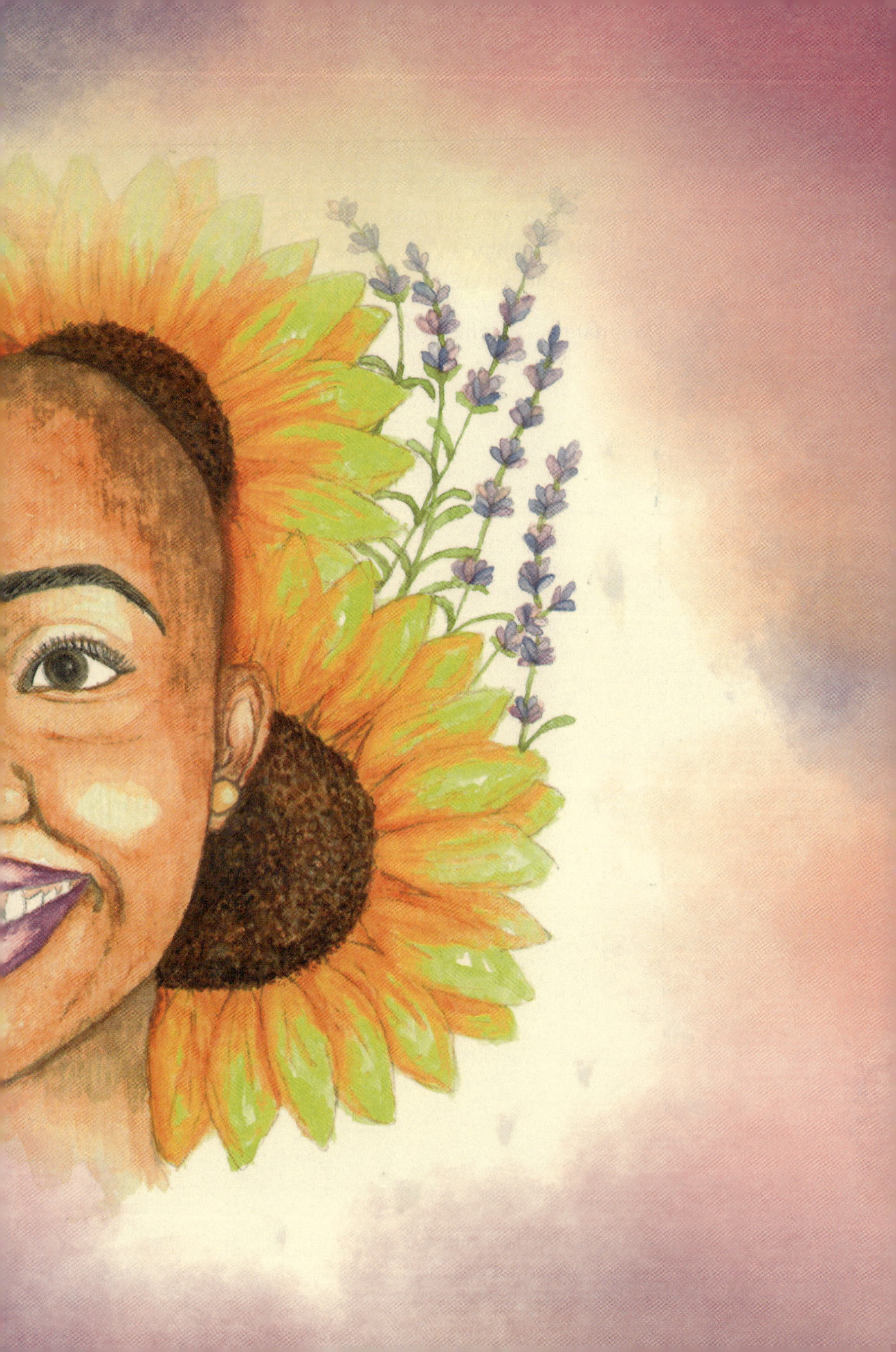

VERÃO

Cada momento contém em si o que você precisa para dar o próximo passo.

PALAVRAS-CHAVE DA ESTAÇÃO:

- Reconstrução
- Entrega. **Salmos 32:8**

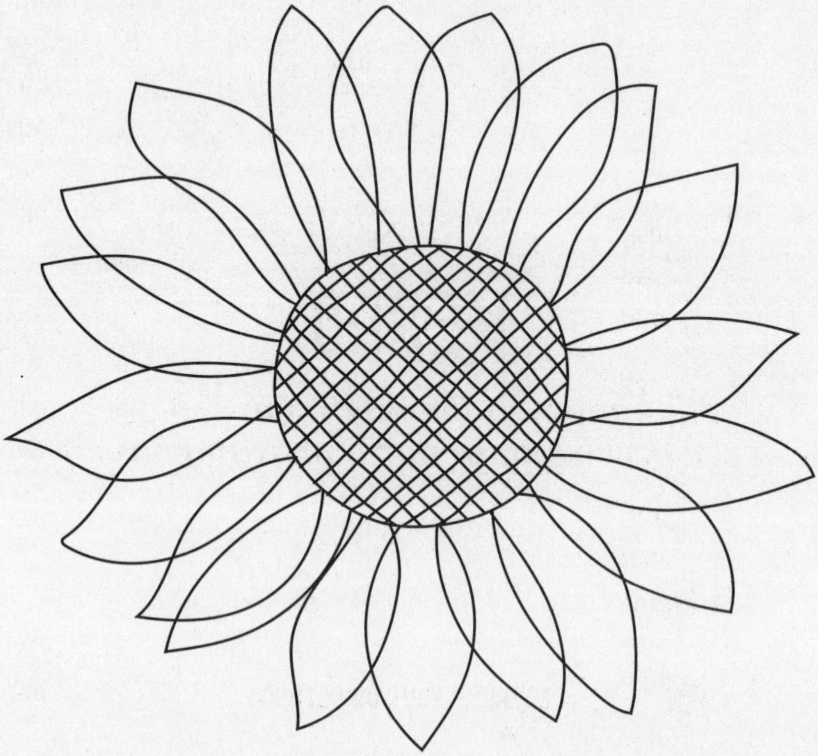

Sol da Justiça, eu te vejo daqui! A sua luminosidade e beleza são indescritíveis!

Sua imponência e autoridade trazem clareza às coisas que ainda estavam obscuras nas estações anteriores, chegou o tempo que irá se revelar a mim como nunca havia feito. Reconheço que precisava passar pelo outono, inverno e primavera, para que pudesse perceber a sua presença de maneira tão reveladora. Pela primeira vez, decido me sentar à mesa sem culpa por receber esse honroso convite para descansar e desfrutar do banquete preparado especialmente para mim, com graça e muito amor.

Amado Sol da Justiça, o seu calor me abraça, trazendo o aquecimento e os nutrientes que todo o meu ser tanto anseia e precisa há tanto tempo. Percebo que você também está queimando e me ajudando a esquecer o que não preciso mais carregar comigo. Sinto-o queimar por completo e aceito o convite da paz interior me estendendo a mão e me mostrando um novo caminho.

A estação mais quente chegou com o sol mais brilhante, e a paisagem ficou suave, delicada e tranquila. Chuvas fortes provavelmente irão surgir, mas sei que elas são curtas, as árvores ficarão mais verdes e carregadas de frutos.

Um questionamento interno surge: como quero viver os meus dias?

E uma resposta brota em meu ser, afirmando: "Não é sobre viver mais, mas é sobre viver plenamente e com mais leveza e qualidade de vida".

A colheita é inevitável, chegou o tempo de desfrutar do que o verão proporcionará para mim.

Sol da Justiça, Luz do Mundo, meu doce e amado Jesus, por tudo que fez por nós na Cruz do Calvário, meu coração se alegra e encontra descanso no nosso encontro.

"Mas para vós, os que temeis o meu nome, nascerá o sol da justiça, trazendo cura nas suas asas; e vós saireis e saltareis como bezerros soltos no curral." Malaquias 4:2

Precioso verão, sou aquecida com sua chegada e recebo todos os presentes que estavam reservados para mim!

Capítulo 12:

O tempo da mudança chegou. Recomeçar é preciso

Enfrentei a sequidão do outono, a frieza do inverno, floresço neste tempo e desfruto dos dias ensolarados do verão. Sentir os dias quentes e me preparar para as chuvas fortes da estação. Já não preciso frequentar o setor oncológico do hospital com frequência, as consultas foram ficando trimestrais, depois semestrais e agora se tornaram anuais.

Apesar de não ter a intensidade de exames e consultas médicas, preciso enfrentar novos desafios, a oportunidade de um recomeço está diante de mim e decido não desperdiçar a vida que me foi dada por Deus, para viver melhor e com mais qualidade.

Observando as estações passadas, percebo que era necessário fazer uma pausa. Dentro de mim, gritava por ajuda, mudanças, descanso, simplicidade, leveza, pureza, amor-próprio, autocuidado, autoconhecimento, restauração, respiração, movimento, família, amizades, novos lugares e novas realizações. Por muitas vezes ignorei meu grito interior, por não saber como lidar, por não conseguir parar a minha vida profissional e por não saber por onde começar. Era mais fácil tocar o barco da vida, mesmo sabendo que precisava ancorar por um tempo indeterminado. Passar por um processo de tratamento oncológico forçou-me a parar, recalcular a rota e reaprender a viver.

Quando ouvi: "o câncer é um sinal de que o seu estilo de vida está te matando", foi impactante, afinal como estava conduzindo a minha vida afetou diretamente a minha saúde; era o tempo de enfrentar as dores interiores e mudar radicalmente o meu estilo de vida. Tinha consciência de que precisava do enfrentamento e da mudança, mas por onde começar?

Um sábio mentor me disse uma vez: "olhe para dentro! As maiores mudanças e transformações acontecem de dentro para fora!" Você se torna a chave das prisões das quais tem de sair! Então, primeiro se ajude para depois ajudar os outros! Este é o seu tempo de ser ajudada por você mesma!

Por muitos anos me dediquei a ajudar pessoas de diversas maneiras, dediquei muitos anos servindo ao próximo e não tem problema nenhum nisso. O meu problema foi esquecer de cuidar de mim de verdade, não saber colocar limites, aceitar a convivência com pessoas tóxicas, não respeitar os meus momentos de descanso e ser a minha maior crítica.

Eu não precisava de um carrasco, infelizmente eu era o meu próprio carrasco. Um dia, na casa dos meus pais, decidi ir para o espelho, me encarar, olhando nos olhos, e me pedir perdão de verdade: — "Joice, vou cuidar muito bem de você! Eu serei a sua melhor amiga!"

Infelizmente, eu não me acolhia, era uma excelente amiga para os outros e não sabia cultivar uma amizade genuína comigo mesma. A partir desta experiência de me perdoar, acolher e cuidar melhor de mim mesma, a mudança no meu estilo de vida realmente foi iniciada.

Eu não sou quem eu gostaria de ser;
eu não sou quem eu poderia ser, ainda,
eu não sou quem eu deveria ser.
Mas graças a Deus eu não sou mais quem eu era!

Martin Luther King Jr.

Com tudo que precisei enfrentar nos últimos anos, não sou a mesma, não dá para ser! Não almejo ser a mesma e ainda não sei quem irei ser, mas sou muito grata a Deus por não ser mais quem eu era.

Aprecio meditar no texto bíblico de Salmos 90:12, que diz: "Ensina-nos a contar os nossos dias de tal maneira que alcancemos corações sábios". Muitas vezes, faço desse versículo uma oração, pois foi um dos meus mais profundos aprendizados nos últimos anos.

Na estação aquecida pelo recomeço, boas notícias e novos desafios, retorno para viver do outro lado do mundo, no sudoeste asiático, recontratada para lecionar na instituição educacional em que trabalhava. Conforme havia mencionado antes, não sou mais a mesma, os meus princípios e valores são os mesmos, mas a minha percepção sobre a vida e especificamente sobre a finitude mudou muito. Quando recebemos uma nova oportunidade de vida, juntamente, vem uma consciência muito límpida de que o que nós temos é o hoje, "o nosso tempo presente".

Eu, por muitos anos, fui uma eficaz planejadora e executora de metas, e não quero dizer que é ruim ser assim, mas quando recordo os desafios enfrentados nos últimos anos, percebo que a beleza da vida está em fluir no tempo presente. Com essa mudança de mentalidade, despertei para viver os meus dias com mais intencionalidade. Não sabemos quanto tempo de vida teremos e a minha escolha é ser intencional e presente em tudo o que fizer. Desde então, costumo dizer que quero ser uma boa memória para as pessoas com as quais tive a oportunidade de conviver, encontrar, aprender, servir, ensinar e tocar por meio do que escrevo, pinto, bordo e crio.

Vivendo um tempo novo, em ambiente novo e com pessoas novas, constantemente relembro os aprendizados obtidos das estações anteriores. Esta carta é fruto de reflexões nesse tempo e compartilho contigo neste capítulo ensolarado e aquecido!

*

Sudoeste Asiático, 02 de dezembro de 2023.

Hoje, acordei pensando: como seria bom se as pessoas ao redor soubessem que não estarei aqui para sempre... Depois de tudo o que enfrentei a consciência da minha finitude está cada vez mais maior. Eu sei que não estarei aqui para sempre! Antes, esta consciência do fim da vida terrena me causava dor e medo, afinal guardava tanta coisa dentro de mim que me sentia um tesouro escondido.

Eu vivia com medo de ser quem realmente sou, vivia fugindo do encontro com a essência e por muito tempo prevaleceu a aparência. Com a confiança perdida nos relacionamentos, fui desconfiando de tudo e de todos. E a superficialidade das relações foi se fortalecendo, a solidão me envolveu e o distanciamento aconteceu.

Até que... um dia, olhando para o teto branco de um hospital público, internada, em plena pandemia, em setembro de 2020, sentindo muita dor, sem saber o que estava acontecendo, comecei a refletir sobre a minha vida: talvez sejam as minhas últimas horas de vida e o que fiz da minha vida? E se eu morrer agora nessa cama de hospital?

De que valem os títulos acadêmicos e profissionais que conquistei? E as experiências de viagem que obtive ao redor do mundo? De que adianta ter dinheiro na conta bancária de outro lado do mundo? O que fiz dos dias de vida que foram confiados por Deus nessa terra? Será que disse "eu te amo" para todo mundo? Será que terei outra oportunidade de amar e ser amada?

Ah, meu Deus! Eu não estou aqui para sempre, e agora?

Eu não sei o que fazer, só me resta entregar a vida nas Tuas mãos, meu amado Criador, e ser grata por tudo o que fiz, vivi e estou vivendo, pois não sei quanto tempo de vida ainda tenho.

E foi assim... desde aquele dia, algo dentro de mim mudou para sempre. Entendi que a finitude existe e que a cada dia que passa nos aproximamos dela! Nesses últimos anos percebi que cheguei muito perto do meu fim desta vida terrena, ao mesmo tempo foi o começo do meu despertar para uma vida mais intencional.

Toda manhã quando abro os olhos e percebo que estou viva e tenho mais um dia de vida, agradeço a Deus pela oportunidade de viver melhor e ser melhor do que eu fui no dia anterior.

Enquanto escrevo esta carta, três anos já se passaram e todas as manhãs eu tenho a mesma sensação que tive no leito do hospital... eu acordei? Estou viva! Eu tenho mais um dia de vida! Obrigada, meu Deus!

Às vezes, quero que as pessoas ao redor tenham esta percepção da vida que obtive, mas sei que o que vivi foi especificamente para mim.

O que vivemos não pode ser roubado de nós. Posso compartilhar o que aprendi, porém, a mudança de percepção da vida aconteceu comigo e o que decido fazer é viver meus dias na presença de Deus, sendo conduzida pelo Espírito Santo para viver uma vida intencionalmente genuína.

Tenho a consciência de que o amanhã pode não chegar, de que amanhã pode ser tarde demais, pois a finitude é conhecer a preciosidade do dia de hoje e de todas as oportunidades que a vida traz. Esta consciência da finitude humana cooperou para que me tornasse uma pessoa mais presente e intencional na minha vida e na vida das pessoas ao meu redor. Não sabemos quanto tempo ainda nos resta, mas podemos fazer o melhor com o que temos hoje!

Uma vida intencional é a prática diária de estar consciente das nossas escolhas, fazer as coisas por um motivo, pensar antes de agir e ter uma intenção quando avançamos para uma ação. Viver intencionalmente me conecta com o meu Criador e com a minha essência genuína, fortalece e organiza o meu interior de uma maneira tão harmônica, que me sinto plena e vivo com verdade e autenticidade.

Escrevo este livro porque não tenho pretensão de guardar tudo o tenho aprendido dentro de mim e se, de alguma maneira, o que vivenciei em algumas estações for relevante e também uma ponte para trazer um despertar para um estilo de vida com mais intencionalidade, significado, presença e propósito, eis-me aqui!

Caro(a) leitor(a), você não precisa passar pelo caminho da dor e do sofrimento para repensar e reorganizar a sua vida. Independentemente da estação da vida que esteja enfrentando, você está lendo essas páginas e pode identificar a oportunidade de viver melhor seus dias.

A oportunidade é hoje e agora, afinal não sabemos quanto tempo ainda temos, concorda comigo?

A vida é repleta de escolhas, pode prosseguir para as próximas páginas ou tomar uma decisão de não viver da mesma forma e despertar para viver uma vida com mais intencionalidade.

Se a sua escolha for aproveitar a oportunidade de recalcular a rota da sua vida começando hoje e agora, te convido a pedir ajuda para aquele que te conhece com uma profundidade genuína, mesmo que você já tenha passado por tantos caminhos. Saiba que hoje pode ser um dia marcante na sua história. Se o que você tem lido neste livro tem te ajudado a refletir sobre como viver os seus dias e despertado em você o desejo de viver uma vida intencional, gostaria de convidar você a fazer esta oração comigo:

Querido Criador,

Eu vou te chamar assim porque, de alguma maneira, sei que todas as coisas foram criadas por Ti! Fui convidado(a) a ter esta conversa Contigo hoje e confesso que não sei por onde começar. Eu me sinto perdido(a) em meio a tantas coisas que preciso administrar, especificamente neste tempo! Fui aceitando as propostas, os convites e as responsabilidades sem conversar Contigo e acabei me encontrando nas páginas deste livro. Confesso que tenho vivido uma vida no automático e que a rotina diária repleta de afazeres tem me consumido. Percebo que perdi a alegria de viver e não estou conseguindo discernir o propósito da minha vida. Por favor, me ajude! Hoje, aceito o convite de reconhecer as minhas falhas e limitações. Reconheço que não consigo administrar a minha vida nesta terra sem a Sua ajuda e Te entrego o controle de tudo, a minha vida está nas Tuas mãos. Perdoa-me por todo este tempo vivendo desta maneira incoerente com os Teus planos para a minha vida!

Eu preciso de ajuda, aceito a Tua ajuda e instrução para prosseguir na jornada da vida.

Desperta-me para viver uma vida com mais intencionalidade, presença e gratidão!

Em nome de Jesus Cristo,

Amém!

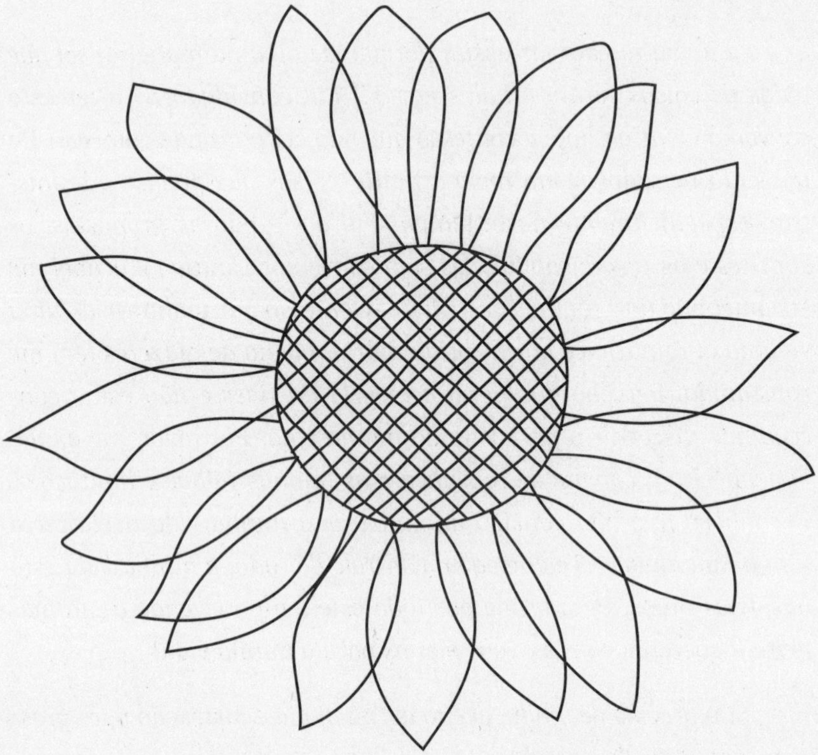

Capítulo 13:
Na arena da vida

Certo dia, uma sábia amiga, percebendo o meu abatimento físico, emocional e espiritual, contou-me uma história sobre o pé de tangerinas no quintal da casa dos pais dela. As tangerinas que enfrentavam mais frio eram as mais doces e saborosas. Observando como estava sendo o inverno, sua família já sabia como seria a qualidade das tangerinas: quanto mais rigoroso o inverno, mais excelência e doçura nos frutos.

Ouvi a história, sem entender o propósito de ela compartilhar isso comigo. De repente, fixou o olhar em mim e disse: — "Apesar de estar enfrentando um tempo desafiador, minha amiga, os frutos que estão sendo gerados neste seu inverno serão doces. Fique firme! E enfrente a frieza, ela vai passar e você desfrutará de uma colheita de "tangerinas" recompensadoras".

Ao escrever este capítulo, percebo que estou desfrutando de um fruto doce que é resultado da perseverança diante de um inverno tão frio e desafiador. Quanto mais intensos na atividade que estamos realizando, menos provável é que sejamos consistentes nessa atividade. Eu gosto muito de um texto do Fernando Sabino:

De tudo ficaram três coisas
A certeza de que ele estava sempre começando,
A certeza de que era preciso continuar, e
a certeza de que seria interrompido
antes de terminar.
Fazer da interrupção um caminho novo.
Fazer da queda um passo de dança,

Do medo uma escada,
Do sonho uma ponte,
Da procura, um encontro.

Fernando Sabino, O Encontro Marcado.

A vida é repleta de desafios e, diariamente, enfrento os meus por aqui. Podemos mudar de estações da vida, mas os desafios sempre existirão, eles podem até mudar de nome, de localização e de formato; contudo, o nosso posicionamento faz total diferença. Devemos criar o hábito de diariamente refletir sobre as ações e escolhas e analisar se estão alinhadas com as nossas intenções e adequadas com o nosso essencial, com o nosso propósito.

Existe um fundamento para viver com intenção, colocando sempre intenção e presença em tudo o que fazemos, em vez de viver somente em piloto automático, sendo mais assertivos diante das nossas escolhas diárias e assim, vamos trazendo mais leveza, gratidão e contentamento para os nossos dias.

Em minha busca diária pelo desenvolvimento do meu potencial pessoal, tenho me posicionado para não fugir das dificuldades e cultivar a perseverança. E a constância em minhas atividades físicas é um compromisso que tenho com Deus e comigo mesma.

Encontrei na corrida uma sensação de estar viva que me motiva a prosseguir e superar a mim mesma. Lembrei-me de um texto que escrevi na sala de espera de uma consulta oncológica:

"Eu me entrego aos Teus cuidados e sou capaz de correr o inimaginável, vivo experiências sobrenaturais e profundas, estabeleço conexões poderosas. Segura em Teus braços, avanço rumo ao que era impossível. Apesar da longa caminhada, fui vencendo a estagna-

ção, a procrastinação, a zona de conforto, e aceitei acessar a pista de decolagem, percebi que voar foi uma questão de tempo. Respeitei o tempo, valorizei o tempo, vivi no tempo, cheguei no tempo e partirei no tempo".

Volta Redonda, 21 de outubro de 2022.

Na busca por causas e respostas, fui descobrindo que não era sobre VIVER, mas era sobre descobrir o que fazia me sentir VIVA. E fazer atividade física, principalmente correr, proporciona a sensação de VIDA. Enquanto persevero no hábito da corrida, aprendo que o caminho percorrido será notoriamente mais importante do que a chegada.

Antes de enfrentar as estações que compartilho contigo, já havia iniciado a prática da corrida. Na primeira maratona de que participei, me inscrevi para correr apenas seis quilômetros, pois estava com receio de não conseguir mais, e quando terminei o percurso para o qual havia feito a inscrição, me senti tão bem que percebi que poderia ir além do que imaginava. Enquanto prossigo com a corrida e outras atividades físicas, vou comprovando que os maiores limites da minha mente e do meu corpo são aqueles que acredito ter.

Enquanto escrevo este capítulo, estou me preparando para correr a terceira meia maratona, o percurso de 21 quilômetros. Parecia um desafio tão grande para mim e hoje sei que não é, pois com ajuda de Deus vamos além e somos capazes de nos superar. Ser meia maratonista me ensinou que a constância e uma mente renovada ordenam o corpo a não se render diante do desafio, cansaço e dor. Prossigo me desafiando a ir além dessa marca. Almejo, em um futuro breve, completar o percurso de uma maratona completa, que venham os mais de 40 quilômetros.

A primeira meia maratona foi no Rio de Janeiro, em um percurso tão lindo, que fiz meditando na Palavra: "*mas os que esperam no Senhor renovarão as suas forças; subirão com asas como águias; correrão, e não se cansarão; andarão, e não se fatigarão.*" Isaías 40:31

Em meu momento com Deus, antes de participar da corrida, recebi esta Palavra que me preencheu de paz, que me encorajou. Eu tinha a consciência de que o meu condicionamento físico não era o mesmo, mas superar a mim mesma durante aquele percurso era algo que precisava fazer, e o fiz. Graças a Deus!

Tenho aprendido que não tem espaço para o medo e a ousadia em um mesmo ambiente. É necessário escolher um para ficar contigo. Eu já fiz a minha escolha! E você? Qual é a sua escolha?

Capítulo 14:
Organizando o interior e reconstruindo o corpo

Quando reconhecemos que cada estação tem seu propósito, não desprezamos umas e valorizamos outras, mas nos preparamos e aprendemos a extrair o máximo de cada uma delas. Durante a primavera temos a oportunidade de desfrutar da fertilidade e plantar sementes, o verão proporciona um tempo de descanso e de celebração das vitórias obtidas, o outono nos presenteia com a colheita do que plantamos, no inverno vem o convite ao recolhimento e à reflexão.

A melhor escolha é aceitar o tempo de mudanças e deixar Deus operar a transformação necessária em nós e através de nós. Há abundância quando cada estação completa seu ciclo! O que mata não é a estação, mas a falta de preparo para enfrentá-la.

"Ele fez tudo belo a seu tempo. Pôs até mesmo eternidade no coração deles; no entanto, a humanidade nunca compreenderá plenamente o trabalho do verdadeiro Deus". Em Eclesiastes 3:11, diz: "Ele fez tudo belo a seu tempo". A palavra hebraica traduzida aqui como "belo" não se refere apenas a algo que é bonito. Ela também pode ser traduzida como "bem-ordenado", "próprio" ou "apropriado". As belas obras de Deus incluem tudo o que Ele criou e também tudo o que Ele faz para cumprir com a vontade Dele. "Existe beleza na simplicidade da minha origem. Existe força no meu pertencimento, sacrifício e graça na minha real identidade".

"Em cada processo de check-up semestral, o meu coração fica apertado para verificar se está tudo bem comigo, em cada etapa converso com Deus e converso comigo mesma. Está tudo bem, vamos enfrentar juntos! Olho para o lado e vejo os meus pais, meu coração se enche de gratidão por tê-los comigo especificamente nesse tempo. Confesso que no início não compreendi, chorei, reclamei, me permiti sentir, e hoje percebo que tudo está começando a ser costurado com sentido e ressignificação".

Enquanto aguardava a consulta com a oncologista em 18 de junho de 2023.

*

Em minha jornada de autoconhecimento, percebi que o processo flui melhor quando respeitamos o tempo das coisas e que desistir no processo não nos conduz ao autoacolhimento, na verdade nos paralisa! Nesta jornada, o caminho não é feito com palavras eloquentes, mas é alicerçado com pequenos começos, atitudes estratégicas, escolhas sábias e posicionamentos corajosos.

Observando o processo de transformação da lagarta, aprendi muitas lições sobre respeitar o processo em cada ciclo da vida. Às vezes, fico imaginando a lagarta "pensando", dentro do casulo, que o mundo tinha chegado ao fim... até que um dia o casulo se rompe e ela percebe que não é mais lagarta, ela tem asas, agora é uma borboleta e decide abrir as asas e voar com graciosidade.

Um dos nossos grandes desafios é reconhecer que um processo doloroso e solitário produziu asas e que o tempo de voar e romper o nosso casulo chegou! A dor só passa quando passamos por ela! É necessário compreender que, para cada pessoa, existe um tempo de passagem.

Acredito que Deus não permitiria experiências desnecessárias em minha vida, medos precisavam ser enfrentados, solidões precisavam ser suportadas, lágrimas precisavam ser derramadas, a dor precisava ser diagnosticada, decisões precisavam ser tomadas, o amor e a dedicação dos meus pais precisavam ser realmente valorizados por mim, algumas escolhas específicas precisavam ser feitas. As mudanças não podiam mais ser adiadas, verdadeiros amigos precisavam ser descobertos, o que estava obscuro precisava vir à luz, o tempo de descanso precisava ser respeitado. Eu precisava aprender a viver desfrutando do tempo presente, a minha criatividade precisava ser resgatada, o meu autocuidado precisava ser cultivado, o meu jardim da vida realmente cuidado, minhas raízes curadas, as sementes plantadas. A leveza e a intencionalidade precisavam ser vivenciadas. Havia uma simplicidade que revelava a verdadeira espiritualidade sendo negligenciada, a minha essência precisava ser autorizada, a feminilidade precisava ser restaurada, o meu florescimento precisava despertar, a beleza genuína emergir e o tempo de espera precisava ser compreendido (a comprovação da proteção e cuidado de Deus nos mínimos detalhes).

Em meus momentos a sós com Deus, fui comprovando que o resto era consequência, o cuidado, a beleza e o receber foram fluindo sem reservas e esforços. Minhas forças e esperança renovadas, minha fé fortalecida, o amor aquecido e a minha real identidade ativada. Aquilo que era dor, questionamento e vergonha se transformou em cicatrizes e autoridade para testemunhar o que vivi, senti, enfrentei e aprendi entre as estações da vida.

Compartilho contigo um dos textos que escrevi em um dos meus momentos a sós com Deus. Este texto é fruto de uma reflexão sobre o amor de Deus por mim; espero que você também possa encontrar o amor de Deus nas coisas simples e ordinárias, mas profundamente significativas da sua vida.

*

Sudoeste Asiático, 03 de março de 2024.

Encontrei o amor de Deus, simplesmente encontrei!

Encontro o amor de Deus por mim quando acordo pela manhã e percebo que tenho mais um dia de vida.

Encontro Seu amor por mim quando percebo o ar entrando e saindo dos meus pulmões, encontro Seu amor na minha respiração.

Encontro Seu amor por mim enquanto faço a higiene pessoal sozinha e lembro que por um tempo precisei de ajuda, mas hoje não preciso mais.

Encontro Seu amor por mim enquanto me olho no espelho e acolho com amor o que vejo.

Encontro Seu amor por mim sentada na cama, em silêncio, contemplando a natureza e o céu.

Encontro Seu amor por mim quando estou repleta de livros, mas escolho meditar na Sua Palavra.

Encontro Seu amor por mim na fidelidade, dedicação e amor dos meus amados e preciosos pais Rubens e Elenita.

Encontro Seu amor por mim nas conversas, conselhos e momentos de oração com o meu irmão Rubinho.

Encontro Seu amor por mim nas mudanças inesperadas da vida.

Encontro Seu amor por mim quando estou comendo uma alimentação mais saudável, com nutrientes que meu corpo realmente necessita.

Encontro Seu amor por mim na provisão de tudo que foi e é necessário para mim.

Encontrei Seu amor por mim nas verdadeiras amizades que foram me ensinando a perceber que tudo vem de Ti.

Encontrei Seu amor por mim nas viagens ao redor do mundo. Em cada uma delas, pude perceber e sentir a Sua presença.

Encontrei Seu amor por mim no enfrentamento de tempos desafiadores; pude testificar que, mesmo passando pelo vale da sombra da morte, tive a Sua companhia e cuidado.

Encontrei Seu amor por mim nas madrugadas, chorando sozinha, muitas vezes sem saber quais seriam os próximos passos.

Encontrei Seu amor por mim no olhar amoroso da minha mãe e nas palavras sábias do meu pai.

Encontrei Seu amor por mim ao me ver lecionando novamente e me reencontrando como educadora.

Encontrei Seu amor por mim na presença e aprendizado dos alunos nas aulas e na minha vida.

Encontrei Seu amor por mim ao me permitir revisitar e morar em lugares especiais e importantes para mim.

Encontrei Seu amor por mim ao enfrentar meus medos e assumir os meus sonhos.

Encontrei Seu amor por mim na companhia da Aruna, minha amiga canina, que em cada passeio ensinava-me a ser grata por tudo o que tenho e sou.

Encontrei Seu amor por mim enquanto prezava por meu autocuidado diário, honrando meu compromisso Contigo e comigo.

Encontrei Seu amor por mim dizendo: Não a uma vida sem amor-próprio.

Encontrei Seu amor por mim ao colocar limites e aprender a me respeitar e respeitar aos outros.

Encontrei o Seu amor por mim nos meus estudos, na capacidade de aprender algo novo.

Encontrei o Seu amor por mim no exercício da gratidão genuína. Encontrei o Seu amor por mim em meus momentos a sós Contigo para oração, e fui percebendo que o resto era consequência.

Encontrei o Seu amor por mim ao viver o momento presente, abraçando e acolhendo quem sou, vivendo de acordo com a minha essência, dizendo e prezando pela verdade.

Encontrei o Seu amor por mim ao ser nobre e honrada, tendo a pureza e a simplicidade como grandes conselheiras.

Encontrei o Seu amor por mim ao desapegar do que precisava desapegar, ao cultivar a sabedoria como uma das flores mais preciosas do meu jardim da vida.

Encontrei o Seu amor por mim quando despertei para viver uma vida intencional.

Encontrei o Seu amor por mim quando decidir viver os meus dias com mais intencionalidade.

E prossigo encontrando o Seu amor por mim em todos os dias de vida na terra dos viventes. Mas chegará um dia que este Seu amor por mim não será encontrado diariamente, este Seu amor por mim será vivenciado plenamente. Ah, como eu anseio por este dia!

Enquanto este dia não chega, persevero e encontro o Seu amor por mim em cada estação da minha vida.

Prossigo grata, intencionalmente pela graça e favor desse amor incondicional por mim!

Joice ;) Joy
Primavera de 2024 no Sudoeste Asiático.

Capítulo 15:

Aprendizados durante o Verão

- Deus está agindo onde os meus olhos não estão vendo!
- Milagre é viver o que não é normal!
- Escolho me perdoar e me acolher no meu processo!
- Construa uma vida para que você não seja feliz apenas nas férias!
- Permita-se!
- Divirta-se!
- Desfrute!
- Descanse!
- Antes de ter, ser!
- Maturidade é uma escolha!
- A Sabedoria constrói e o discernimento consolida!
- Cresça em silêncio!
- Guarde não somente o coração, mas também a língua!

- Se quiser mesmo fazer alguma coisa, não anuncie! Faça!
- Ser grata por tudo o que tenho, para saber valorizar tudo o que virá!
- Valorizar o que tenho e fazer bom uso do que possuo!
- Você nunca será capaz de controlar as reações dos outros!
- Ser amiga, ter amigos e fazer novos amigos!
- Se alguém quer te fazer sorrir, deixe!
- Comece onde você está, use o que você tem e dê o seu melhor com constância.
- Tudo o que quero possuir, é o que me domina, tudo que desapego, tenho autoridade para possuir, quando libero, eu possuo!
- Chega o momento de viver o sonho e não apenas sonhá-lo!
- A prática da corrida ajuda a me sentir viva!
- Quem acredita, se prepara!
- Movimentar-se profeticamente!
- Quanto mais podas, mais frutos!
- Esteja atento a lugares antigos que te construíram!

- Dentro de cada pessoa há sacrifícios e renúncias que ninguém vê.
- É necessário discernir as estações da própria vida, vestir-se apropriadamente para vivê-las!
- Reveja a vida, a comunicação, a imagem pessoal, relacionamentos, redes sociais, propósito de vida e se pergunte: Estou coerente com a estação da minha vida?
- Todos nós somos capazes de criar as nossas próprias prisões.
- Viva o presente, não a embalagem!
- Optar diariamente por alimentos que nutrem meu corpo verdadeiramente!
- Preparar um chá e tomar bem devagar apreciando esse tempo com todos os sentidos.
- Beber água de qualidade com um pH adequado e manter a constância na hidratação do corpo!
- Valorize a sua história, você é incrível! Acredite!
- Mantenha a vida simples!
- Simples, mas significante!
- Abraçar a simplicidade e viver coerentemente com a minha essência!
- Minha real identidade: Filha de Deus!

- Leveza e pureza para prosseguir na jornada!
- Viver uma vida jejuada!
- Recomeçar vale apena, não tenha medo!
- Orar a Palavra de Deus!
- Deus sempre cuidou e continua cuidando de mim nos mínimos detalhes.
- O que importa não é o que aconteceu comigo, mas como eu reajo!
- Mais perde, quem nos perde!
- Você só vence amanhã, se não desistir hoje!
- Confiar é, permitir que Deus te explique depois!
- As pessoas nos amam, mas da maneira delas e não da maneira que gostaríamos que nos amassem. ”
- O amor não é aparência, o amor é conteúdo!
- Ser simples nos conduzirá a posicionamentos e decisões difíceis!
- A simplicidade é um caminho que vale a pena ser percorrido e cultivado!
- Elegância é um comportamento!
- Elegância = Simplicidade + Empatia + Educação + Discrição

- Mantenha-se íntegra e verdadeira!
- Cuidar da vida pessoal como se fosse um jardim que precisa de cuidados diários e constantes.
- Enquanto espera... VIVA!
- A espera nos protege!
- O desapego nos ensina a deixar ir e concluir ciclos da vida!
- Concluir o que iniciou, cultivar a alegria da realização do que sonhou, projetou e planejou.

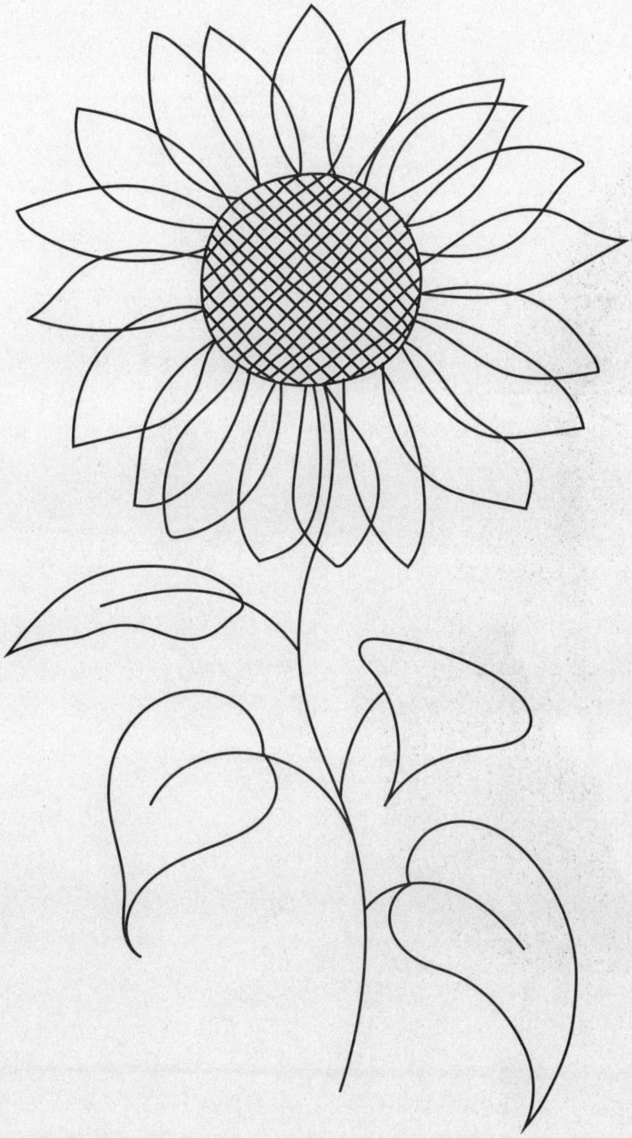

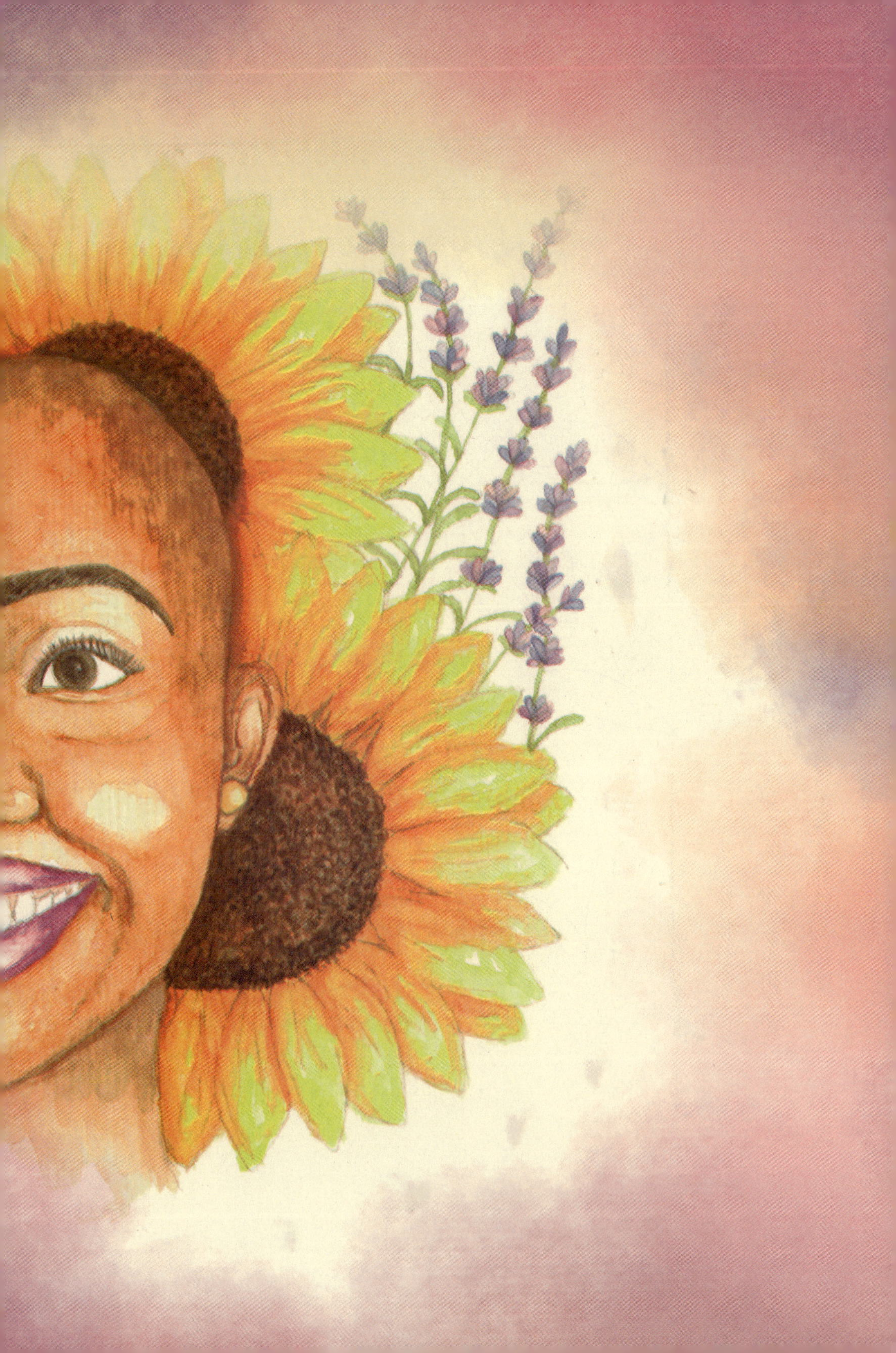

CAPÍTULO ESPECIAL

Plantamos hoje, mas só colheremos no devido tempo. Então, não desanime!

PALAVRAS CHAVE:

- Processos
- Crescimento
- Amadurecimento

Eclesiastes 3:1-8

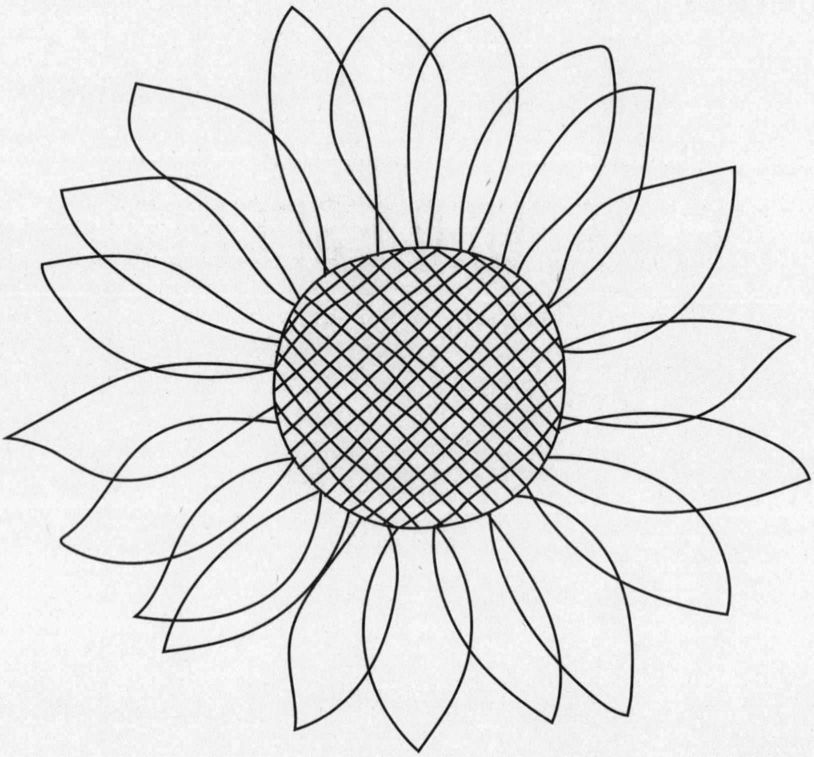

CONSTRUINDO NO SECRETO

Sou uma mulher que tem fortalecido as suas raízes e as feito crescer no silêncio e no lugar secreto. Esta atitude foi instruída e orientada pela Pra. Viviane Martinello; sou grata a Deus pela vida dela, e de alguma maneira, gostaria de honrá-la neste capítulo, pois o encorajamento e instrução de construir no secreto iniciou-se por meio dela. Ela tem me ensinado que as mudanças internas estabelecem mudanças externas.

"Se você quer viver o que você nunca viveu, comece a fazer o que nunca fez". **Viviane Martinello**

Durante o tratamento oncológico, fui em busca de respostas para muitos questionamentos. Na jornada de autoconhecimento e significação de experiências, participei de uma oficina de Escrita Criativa Online, viabilizada pelo Instituto ZENcancer, conduzida pela talentosa jornalista, escritora e roteirista Brunna Condini.

As cartas que compartilho são frutos deste trabalho. Sou grata por tudo que vivenciamos durante as oficinas de escrita criativa, guardo na memória e no coração a condução sábia e leve da Brunna e as preciosas escritoras, que também eram pacientes oncológicas.

Para mim, foi um processo desafiador, mas definitivamente necessário para uma vida com mais intencionalidade.

Certa vez ouvi: "Ou a dor me constrói, ou a dor me destrói". Decidi construir e a escrita foi um veículo que me permitiu expressar emoções profundas e intensas, sem preocupações gramaticais, apenas dando lugar à liberdade e aos sentimentos reais. A prática de escrita terapêutica promoveu um reencontro comigo mesma, com as dores, medos, lembranças, sonhos e sentimentos que precisavam vir à luz.

Neste capítulo, compartilho contigo algumas cartas que escrevi e que me fizeram descobrir que a escrita é uma ferramenta terapêutica silenciosa e eficaz. Se de alguma maneira você se sentir encorajado a enfrentar o que precisa ser enfrentado e construir o que precisa ser construído em sua vida, ficarei muito contente, pois expor algo tão íntimo não foi algo fácil de decidir.

"Vulnerabilidade não é ganhar nem perder. É ter a coragem de se expor, mesmo sem poder controlar o resultado". **Brené Brown**

Carta 1:

Carta para a criatividade que em mim habita

Dorândia, 03 de agosto de 2022.

Querida Criatividade,

Gostaria de expressar, por meio desta singela carta, a minha gratidão por você existir; confesso que por muito tempo não te valorizei de verdade e infelizmente sofri consequências graves por negligenciar a sua existência.

Enfrentei momentos em que pensei que tivesse perdido você de vez, mas, para minha alegria, você continuava aqui dentro. Muito obrigada por não ter desistido de mim, mesmo quando me esqueci de você.

Decidi escrever esta carta para te honrar e resgatar o seu real valor na minha vida. Gratidão pela sua existência!

Criatividade, como é bom ter a sua companhia, você me inspira a viver uma vida mais feliz, livre, leve e colorida. Receba esta carta como um reconhecimento da sua importância em minha vida. Sei que você já me perdoou, mas eu precisava te abraçar e acolher com palavras. Acredito que temos um longo percurso juntas, vamos em frente rumo a novas descobertas, oportunidades e aventuras.

Criatividade, estou aprendendo a te amar cada dia mais e mais. Você faz parte de mim, te acolho e te reconheço. Sinta-se amada por mim!

Com amor e gratidão,

Joice ;) Joy

Carta 2:

Carta para o meu eu do passado

Dorândia, 15 de agosto de 2022.

Oi, doce menina,

Vi você, hoje, mostrando o seu desenho para a professora. Fiquei te observando de longe, pintando concentrada a ilustração do dia do marinheiro; escolheu as cores com cuidado e, quando terminou, um sorriso lindo brotou em você. Com a tarefa concluída, decidiu se levantar e ir mostrar a sua mais nova expressão artística; foi difícil chegar à mesa da professora, vi outros colegas de turma ao redor e você se aproximando, feliz, com a pintura. Percebi que a professora estava bem ocupada com os seus colegas, você mostrou a pintura e ela disse que não estava bonita, seus coleguinhas riram de você, seus olhinhos lacrimejaram e você rapidamente retornou para o seu lugar e respirou fundo, engolindo o choro. Percebi que o seu rostinho entristeceu.

Preciosa menina artista, gostaria de te contar um segredo, posso? Eu sou você no futuro e gostaria de te dizer, por meio desta carta, que a sua pintura ficou linda e você sabe disso!

Você é criativa e sabe fazer muito bem as coisas que se dispõe a fazer. E se você fizer algo novamente e sentir vontade de perguntar para alguém se está bonito, pode perguntar, mas jamais substitua o valor da sua própria percepção, pela opinião do outro. Valorize o que faz e acredite mais em você mesma. Não espere que os outros valorizem ou incentivem você. A única pessoa responsável para que seus sonhos se realizem é você.

Lembre-se que eu te amo de verdade e estou aqui para cuidar e acolher você em todos os momentos. Sou a sua primeira melhor amiga. Valorize a nossa amizade, somos melhores juntas! Nós seremos muito felizes e bem-sucedidas. Acredite em mim! O que aconteceu hoje, com a professora, irá acontecer mais vezes, mas saiba que você não tem o poder de controlar o que irão fazer, falar, pensar a seu respeito. Você pode controlar como você vai reagir.

Doce menina artista, não precisa que os outros digam que está bom ou bonito; se você deu o seu melhor e gostou do resultado, confie em mim, é suficiente! Comece, a partir de hoje, a valorizar e apreciar o que você faz. Não espere que os outros valorizem, primeiro aprecie e valorize você! Ahhhh, e não se esqueça de sorrir, seu sorriso é único e especial: através dele, você pode fazer a diferença por onde passar. Deus, o criador de todas as coisas, Te presenteou com muitas habilidades especiais, acredite em mim!

Hoje, por meio desta carta, trago um alerta sobre uma "prisão" que se chama necessidade de aprovação dos outros. Seja livre, doce menina artista, você não nasceu para viver aprisionada; te desejo liberdade, alegria, leveza e muita saúde.

Lembre-se disso, por favor: você é incrível e linda por dentro e por fora! Acredite e siga em frente!

Dundun, enxugue as lágrimas e conte comigo, estarei sempre aqui com você e por você. Faça de cada experiência uma oportunidade de aprendizado e diversão ;)

Sua melhor amiga para sempre,

Joice ;) Joy

Carta 3:

Fase da vida – Futuro de três anos

Dorândia, 17 de agosto de 2022.

Oi, Joy!

UAU, que mulher linda e saudável! Os anos se passaram, mas favoreceram você! Quase não te reconheci, mas, apesar de muitas mudanças, seu sorriso e a sua voz continuam os mesmos. Sua essência permanece, e ver isso enche meu coração de alegria.

Não é fácil escrever para você aí do futuro, pois sei que vive o momento presente e aprendeu a não planejar tanto, já que nos últimos anos foi um grande desafio ter esperança no futuro; fico feliz de ter se lembrado das palavras de vida e não de morte. Apesar de saber que um dia todos nós morreremos, sempre acreditei que você envelheceria muito bem e bela.

Estava ficando tão difícil acreditar que para cada fase da vida existe alegria e que o poder de Deus para restituir, transformar e realizar continua sendo verdadeiramente real. Gostaria que soubesse que escrever esta carta para o futuro é um grande desafio para mim, pois estou vivenciando um momento tão devastador, confuso e incerto. Confesso que ver você no futuro me dá vontade de chorar e é o que estou fazendo agora.

Joy, está sendo muito incômodo pensar no futuro, parece que estou com medo de projetar um futuro que não sei se existirá. Parece que estou com medo de sonhar, já que os meus sonhos mais íntimos e persistentes não se realizaram. Não quero sonhar o que não irá se realizar!

Enquanto escrevo para você, meu sonho se resume em uma palavra: realização. Realização de tudo o que sonhei até aqui. Realização plena e abundante!

Joy, não pense que irei desistir de lutar para realizar os nossos sonhos. Ultimamente, me sinto cansada e sem forças. Será que terei tudo o que preciso para prosseguir? Tem dias em que acredito que tudo é possível, e outros dias em que me sinto tão perdida. Percebo que não dá para voltar ao passado, mas posso recomeçar e assim tenho feito todos os dias; agradeço por estar viva e recomeço a construção da minha vida.

Escrevendo para você, percebo que preciso recomeçar a sonhar sem medo do que pode acontecer. Sonhar me ajudará a manter a vida e as razões para viver.

Joy, pensei em escrever esta carta repleta de sonhos realizados, mas decidi abrir meu coração para você. Na vida, nem tudo que se sonha irá se realizar, mas não pare de sonhar e criar. Mesmo que ainda esteja encontrando dificuldades no caminho, mantenha o amor, a fé, a gentileza, a gratidão e a esperança. Independentemente do que você esteja enfrentando agora, lembre-se que vai passar! Escolha ser genuinamente grata e autêntica, sabendo que, apesar de suas debilidades, fraquezas e limitações, existe muita força, poder e autoridade em você! Independentemente do que você vivenciou, escolha perdoar, a melhor resposta sempre será seguir em frente.

Joy, espero que você esteja vivendo os melhores dias, ao ler esta carta. Desejo que você tenha encontrado o seu tão esperado companheiro para compartilhar a sua vida. Que o dia do seu casamento tenha sido memorável e repleto dos detalhes do cuidado de Deus. Que o milagre de gerar filhos se concretize e seu ventre seja perfeitamente saudável para gerar vida e alegria. Querida Joy, que seu futuro seja um testemunho do favor, fidelidade e bondade de Deus. Meu último conselho é: continue crendo que Deus é poderoso para fazer infinitamente mais do que você possa pedir ou imaginar.

Prossiga crendo firmemente, a despeito das circunstâncias. Você é capaz de enfrentar e superar qualquer desafio que estiver diante de você. Joy, acredite na sua força interior! Eu acredito em você!

Viva um dia de cada vez! E divirta-se!

Sinta-se muito amada por mim através desta carta!

Se cuide e desfrute da jornada!

Sua melhor amiga para sempre,

Joice ;) Joy

Carta 4:

Carta para um sentimento

Dorândia, 1° de setembro de 2022.

Prezada Angústia!

Eu sei que você está em mim, mas constantemente insisto em ignorá-la. Hoje decidi conversar contigo porque negar a sua existência é burrice! Não preciso me apresentar, porque você me conhece de longa data; na verdade, quem precisa se apresentar a mim é você, pois, conforme já confessei, não queria te encarar de frente.

Nos últimos dias, cheguei à conclusão de que preciso da sua ajuda para compreender algumas coisas que estou vivenciando.

Bom, então vamos começar essa conversa logo, antes que eu perca a coragem de encarar você! Primeiramente, gostaria de saber: quem é você? E de onde você vem?

Diante de tudo o que me aconteceu e está acontecendo, tenho certeza de que estou te fortalecendo dentro de mim, e porque pensar no futuro também tem dado abertura para você aparecer.

Cansei de ignorar você, pois sei que está tentando me dizer alguma coisa que não compreendi. Angústia, o que você está querendo me dizer?

Hoje, me abri para te ouvir sem reservas! Sei que você vem acompanhada do medo, mas hoje venha conversar comigo sozinha, pois com o medo já tive algumas conversas.

Angústia, me explique a causa desse aperto no peito, esse frio na barriga, acompanhado da vontade de chorar. O que eu faço para discernir os teus sinais?

Sei que você pode me ajudar!

Compreendo que algo precisa ser liberado em mim; hoje decidi liberar você para ir e, se um dia precisar voltar, saiba que aprendi a nomear você. Angústia, você já cumpriu o seu papel, então agora pode ir. Decidi substituir você pela esperança, percebi que ela precisa ser fortalecida em mim. Angústia, foi difícil conviver com você, mas o problema nunca foi você, sempre fui eu mesma. Confesso que sempre tive dificuldade de lidar com você, porém hoje encontrei forças para conversar contigo e me despedir.

A Esperança já está chegando e o lugar dentro de mim é dela e não seu! Adeus, angústia, obrigada por tudo que me motivou a vivenciar até aqui! Seu tempo comigo se findou! Adeus e não precisa retornar, porque para você eu não deixarei mais lugar!

Bem-vinda, Esperança, pode entrar! Precisamos nos conhecer melhor, vamos conversar?

Com esperança para recomeçar,

Joice ;) Joy

Carta 5:

Carta para a Esperança

Dorândia, 02 de setembro de 2022.

Oi, Esperança!

Seja muito bem-vinda! Eu tenho um lugar especial para você. Nesses últimos dias, fiz uma faxina interna e percebi que você não estava presente, precisei dizer adeus à angústia para que você pudesse voltar a viver aqui.

Nesses últimos anos, parece que tudo o que aconteceu comigo veio diretamente afetar a sua existência em mim. Diante dos fatos e diagnósticos, fui me distanciando de ti e me perdendo de tudo aquilo que você já havia me proporcionado e prometido.

Primeiramente eu gostaria de te pedir perdão por desacreditar de você; havia tanta confusão, que, mesmo que você gritasse, eu não conseguiria te ouvir.

Eu dei mais atenção à coragem, pois dependia muito dela para enfrentar as minhas próprias dores e a realidade de um tratamento oncológico, mas algo dentro de mim sinalizava que você estava presente, mesmo que eu não desse ouvidos. Algo me diz que você sempre esteve aqui. Mas hoje, quando te chamo de volta, percebo que você está tão enfraquecida.

O que faço para te fortalecer? Por favor, Esperança, me diga! Estou disposta a cultivar você novamente, acredito que será um grande desafio permanecer em ti, mas estou disposta a prosseguir com você bem nutrida dentro de mim.

Esperança, querida companheira, te dou liberdade para gritar dentro e fora de mim!

Sua amiga e aliada nesta missão,

Joice :) Joy

Carta 6:

Carta para sonhos que se realizaram e para novos sonhos

Dorândia, 03 de outubro de 2022.

Queridos Sonhos,

Como foi bom não ter desistido de vocês! Abandonar vocês no caminho foi uma possibilidade a ser considerada dentro de mim. Mas ver alguns de vocês diante dos meus olhos é tão recompensador, que me faz acreditar firmemente que não ter desistido de vocês foi uma das minhas melhores decisões na vida.

Manter vocês vivos quando parecia improvável que se tornassem realidade me tornou uma mulher mais forte e perseverante.

Hoje, contemplando e desfrutando da alegria de ter vocês realizados, me sinto encorajada a continuar cultivando e me movimentando para que vocês não parem de se realizar.

Meus queridos sonhos realizados, vamos celebrar juntos! Sonhos futuros, não abro mão de vocês, não desistirei de lutar para que se tornem realidade. Vamos em frente! Sonhar, realizar e prosseguir sonhando. Assumir a responsabilidade diária e constante de viver plenamente.

Uma sonhadora resgatada,

Joice :) Joy

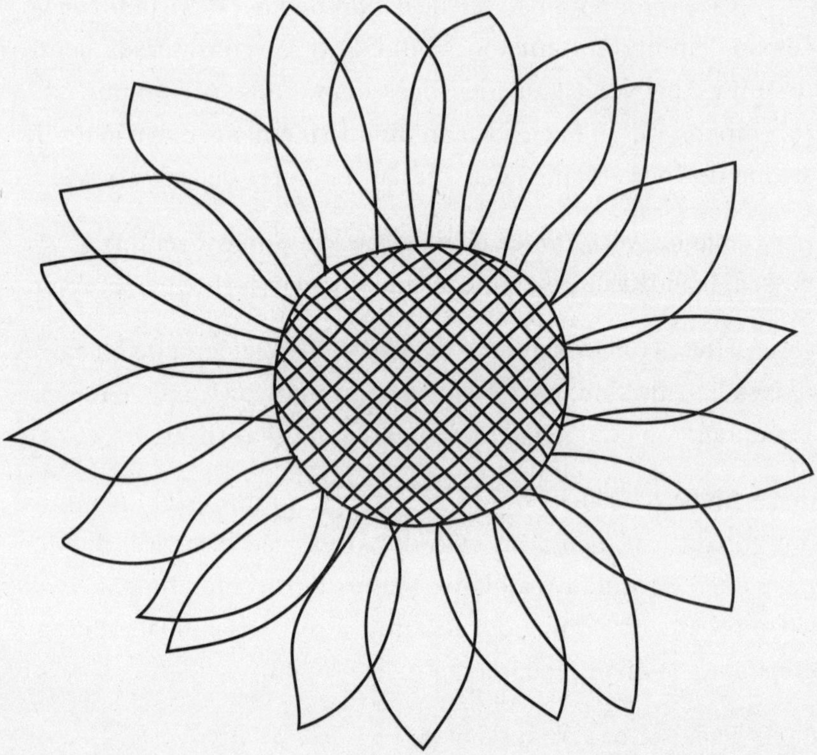

O DESAFIO DA ESCRITA

Gostaria de desafiar você, querido(a) leitor(a): nos próximos sete dias reserve um tempo para escrever cartas — que não serão fáceis de escrever, mas que poderão ser necessárias. Na minha experiência, a escrita tem proporcionado identificar, externalizar e ressignificar muitas lacunas do meu ser. Espero que este desafio te conduza a experiências, acontecimentos, pessoas, temores, dores e sonhos que precisam ser resgatados e tratados.

Você aceita este desafio?

Desafio 1: Carta para você no presente

Desafio 2: Carta de perdão

Desafio 3: Carta para o sofrimento

Desafio 4: Carta para a dor

Desafio 5: Carta para sua criança

Desafio 6: Carta de agradecimento

Desafio 7: Carta para você no futuro

Para realizar os desafios de escrita, proponho um pequeno ritual, que pode ser modificado de acordo com a sua preferência. Escreva livremente sobre o que está sentindo, respeitando o fluxo de pensamento e sem preocupação em acompanhar uma linha de raciocínio. Você pode rabiscar, escrever, riscar, rasgar o papel ao final, jogar fora e escrever novamente, ou seja, é um processo livre para que a escrita seja efetivamente terapêutica. Simplesmente permita que o fluxo aconteça; caso não saiba como começar, escreva a emoção do momento e depois vá escrevendo o que vier à mente.

- Reserve um tempo (10 ou 15 minutos) e um horário (logo depois de acordar, antes de dormir etc.) específicos no seu dia para realizar o desafio;
- Escreva sempre no mesmo local, de preferência, afastado de distrações;
- Separe um caderno para escrever as cartas do desafio. Além de ver o resultado físico das suas reflexões, escrever à mão irá deixá-lo mais concentrado;
- Permita que seus pensamentos fluam sem julgamentos, tanto seus quanto dos outros.

Encorajo-o a aproveitar esse recurso simples e potente que é a escrita. Acredito que ela pode aliviar as tensões emocionais. Confesso que no início pode ser um pouco difícil, mas com o tempo o processo se torna suave, leve e quase automático. Espero que você encontre, por meio da escrita, o autoconhecimento e a ressignificação do que precisa ser ressignificado entre as suas estações da vida.

Por fim, proponho um exercício significativo e reflexivo, que consiste somente em completar algumas frases. Entretanto, isto pode ser uma possibilidade apropriada para que você consiga compreender melhor como estão as coisas, quais são as necessidades que não estão sendo atendidas, como estão seus relacionamentos com outras pessoas etc.

Você pode completar as frases mentalmente, mas seria interessante as respostas serem escritas. Complete cada frase com o que vier à cabeça ou ao seu coração e depois reflita a respeito do que respondeu.

Imagine que você está sentado na varanda da sua casa, fazendo uma retrospectiva e refletindo sobre sua história de vida, pois descobriu que terá apenas mais algumas semanas de vida.

Com essa cena em mente, complete as frases a seguir:

- Eu gostaria de ter passado mais tempo...
- Eu gostaria de ter passado menos tempo...
- Eu gostaria de ter sido mais...
- Eu gostaria de ter sido menos...
- Eu passei muito pouco tempo focado em...
- Eu passei muito tempo me preocupando com...
- Se eu pudesse viver mais tempo, eu...
- Do que eu mais me arrependo é...
- Hoje eu posso...

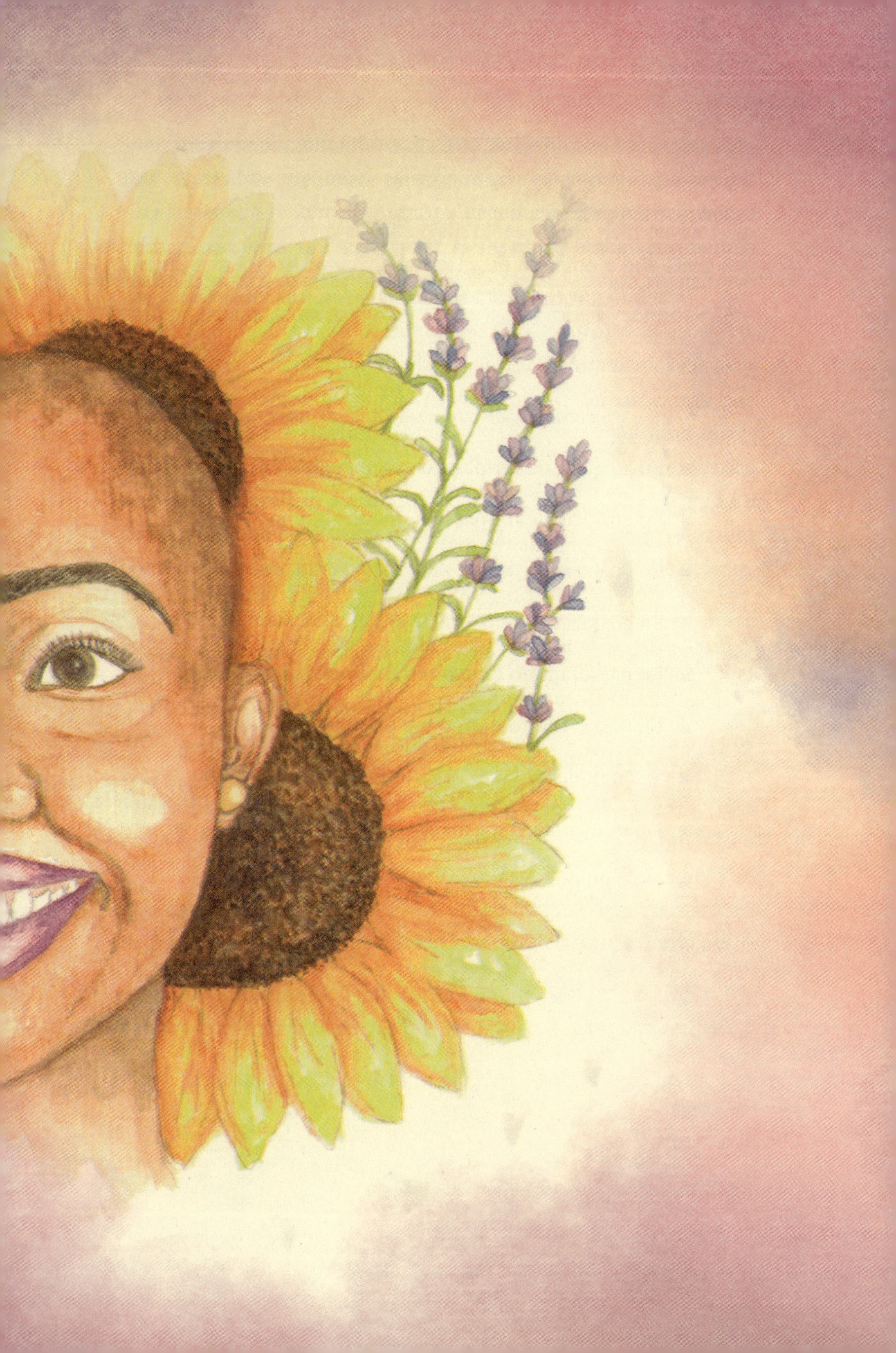

RELATOS NO CAMINHO

Poemas

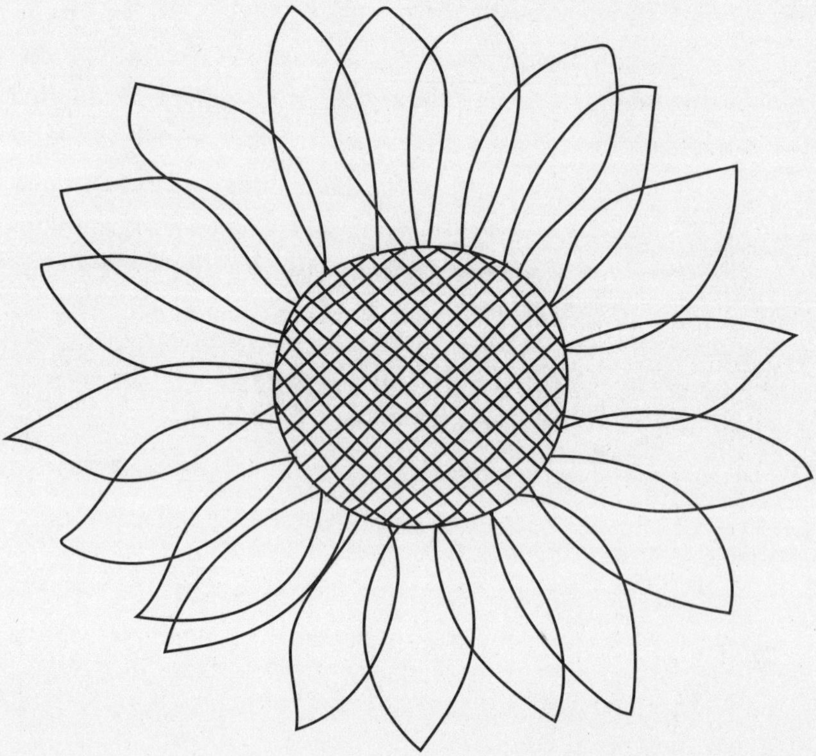

Este capítulo começou a ser escrito durante as caminhadas da manhã com a Aruna. Nunca imaginei que esse ser fofo e peludo poderia se tornar uma de minhas melhores amigas. Aruna chegou na nossa família para ser o animal de estimação da minha mãe, mas com esse jeitinho característico dela, foi conquistando cada membro da família. É incrível como a Aruna percebe quando estamos tristes e preocupados, ela chega dedicando uma atenção especial para aquele membro da família que está precisando. Nós nos sentimos amados e importantes para ela. Durante a pandemia, eu ia para o quintal da casa dos meus pais para chorar e conversar com Deus, às vezes era interrompida por aquele focinho gelado tentando me levantar; por mais que tentasse permanecer do jeito que estava, insistia em me tirar da tristeza. Eu acabava me rendendo ao gesto dela e aceitava o seu convite para me levantar, secava as lágrimas e brincava com ela. A Aruna foi se tornando uma companhia constante, tranquila, amorosa e sincera. Mas foi em 2021-2022 que a amizade com a Aru (gosto de chamá-la assim) se fortaleceu e ficou mais notória.

As minhas caminhadas contemplativas com Deus e a Aruna aconteceram nos anos de 2022-2023. Durante a atividade física, apenas pensava na vida e contemplava o belo ambiente natural. Em uma conversa com uma escritora inspiradora e experiente, aprendi que as minhas atividades físicas poderiam ser uma fonte preciosa de inspiração para manter a criatividade e as ideias fluindo em mim. Ela compartilhou comigo que não saía de casa para a corrida diária sem o seu caderninho de anotações. Depois de ouvi-la, decidi registrar no bloco de notas do celular as ideias e inspirações que tinha durante as minhas atividades físicas, e o resultado é este capítulo. Jamais imaginei que estaria compartilhando algo tão íntimo, mas espero que estes poemas cheguem até você em um tempo oportuno em sua vida.

Aruna me ensinou a ser mais observadora e intencional durante as caminhadas da manhã, a explorar as coisas ao meu redor treinando o meu olhar para enxergar e ir além das simples atividades cotidianas e diárias. A Aruna me ensinou que existem novidades todos os dias, basta estarmos dispostos a encontrá-las e apreciá-las. Existe beleza ao meu redor, basta eu me dispor a enxergá-la. A primeira vez que saímos, ela parecia tão perdida, com medo. Os dias foram passando e fui percebendo que a vida poderia ser mais leve e divertida, só precisava me levantar e viver um novo dia. Perdemos o medo, juntas. Com a Aruna também aprendi a importância de marcar território: todos os dias, no caminho, ela marca a sua presença! A nossa presença precisa ser marcante e não apenas marcada. No caminho, muitos outros animais marcavam território, mas insistentemente a Aruna deixava a sua marca, o seu cheiro, a sua essência sem pedir permissão a ninguém, ela apenas a deixa no caminho. Acredito que ela sabe o que pertence a ela e não se intimida com a existência de outros marcadores de território, ela apenas prossegue o caminho marcando a sua presença.

Observando as árvores, aprendi que a flor vem antes do fruto. Contemplando diariamente alguns pés de acerola, aprendi a respeitar os processos, pois isso nos conduz à colheita de melhores frutos.

Conforme eu já havia compartilhado contigo, os poemas são frutos de uma atitude para me manter escrevendo e criando em um tempo em que não compreendia o propósito e "o silêncio de Deus" diante do que estava vivenciando.

Mesmo sem entender o que estava acontecendo, decidi prosseguir acreditando no amor, cuidado, sabedoria, soberania e justiça de Deus. Crer é uma escolha!

*

Eu decidi crer e prossigo decidindo
todos os dias continuar crendo.

Viver os momentos é mais importante que postá-los.

Dedicar meu tempo para viver e não para postar!

Proteger o que for íntimo e pessoal.

Abraçar a quietude.

Entender a solitude.

Permanecer no lugar secreto.

Preservar e cultivar a beleza da vida
que vem de dentro para fora.

Prezar pelos registros na memória e no coração.

Dorândia, 15 de outubro de 2022.

*

O que arde no coração estimula a criatividade,

Atrai o seu interesse e curiosidade...

É responsabilidade sua transformar o brilho nos olhos
em realidade diante dos olhos.

Dorândia, 15 de outubro de 2022.

*

Eu sou aquela que hoje enxerga a beleza
e as cores da primavera,

enxerguei e senti o vento forte e seco do outono,

e a rigidez fria do inverno,

somos os ciclos da vida e nos tornamos estações.

Dorândia, 19 de outubro de 2022.

*

Florescer primeiro e dar frutos depois!

Florescer primeiro e dar frutos depois!

Não inverta a ordem, respeite e viva o seu processo!

Dorândia, 19 de outubro de 2022.

*

Me encontro no caminho e vou deixando

as marcas de existência e essência,

me sentindo cada vez mais com os pés no chão,

ombros alinhados, cabeça erguida

e o coração batendo com ritmo e vida!

Me aproprio do caminho, me percebo,

ouço e sinto a mulher que sempre existiu dentro de mim

surgindo enquanto caminho.

Dorândia, 20 de novembro de 2022.

*

Libido que por muitas vezes foi tolhida
por um coração partido,

e que hoje ressurge como uma fênix
com força, beleza, segurança e vida.

Libido viva e o coração em paz,

nunca duvide do que és capaz.

Um dia ela se vai e outro ela se refaz,

demonstrando que nunca desistiu de trazer a sua força

que te conduz a seguir em frente,

e não olha para trás.

Dorândia, 20 de novembro de 2022.

*

Me encontrando,

me perdendo,

no caminho em que encontros e despedidas,

chegadas e partidas fazem parte do processo

que os passos percorridos como exercício

para uma vida leve e cheia de significado

se tornem uma jornada memorável.

Dorândia, 20 de novembro de 2022.

*

Pare tudo, filha, e aprecie a vista daqui de cima,

preparei tudo para você contemplar, sentir e me agradecer,

sei que não foi fácil chegar aqui

mas eu te recompenso com a minha Presença.

Dorândia, 20 de novembro de 2022.

*

A virada de chave acontece quando descobrimos que

é possível usar a tristeza como impulsionador
para mudar de fase e dar a volta por cima.

Sobre as emoções descobri que preciso

Reconhecer, Acolher, Refletir, Posicionar,
Movimentar e Construir

para prosseguir.

Dorândia, 22 de outubro de 2022.

*

Como me reerguer, diante das dores
que ainda existem em meu ser?

Doem, as dores que me fizeram adoecer,

As dores que não quero ter,

mas insistem em tornar às lacunas do meu ser.

O que fazer diante das dores que me fizeram adoecer?

Quero esquecê-las!

Hoje, insistem em aparecer.

No momento de encontro com as dores do meu ser,

percebo que terei que aprender com cada uma delas

reconhecer, aprender e conviver.

Dores do meu ser me dizem o que fazer,

o que rever, o que perdoar,

o que não mais ter, o que não mais ser,

o que ganhar, o que perder, o que deixar desapegar,

o que deixar ir, o que acolher,

dores que gritaram tanto para serem

cuidadas, ressignificadas e reposicionadas,

dores que me alertaram fazendo o meu mundo criativo

e reprodutor adoecer e entristecer.

Será que ainda existe alguma maneira
de restaurar plenamente esse ser

que foi se perdendo em meio a tantas dores,

que hoje reconheço que me fizeram encolher, adoecer

e, de alguma maneira, foram me conduzindo

para me encontrar e aprender a viver,

dores que me alertaram sobre a maneira
sobre a vida que eu vivia

e não poderia continuar a viver,

as dores do meu ser foram um sinal

de que eu precisava mudar a minha maneira de viver,

ser para que tivesse forças e leveza suficientes
para florescer.

Dorândia, 23 de outubro de 2022.

*

Alguém se importa com as dores que existem
na minha alma?

Dores que me impediram de ser, de fazer,
de dizer, de ter e de viver.

Alguém se importa com as dores de uma jornada?

Eu mesma!

A que tem percorrido o caminho com
dores na alma e esperança no coração.

Esperança de que, enquanto caminha,
as dores sejam identificadas, aliviadas e esquecidas.

Sou aquela que mesmo com as dores da alma

encontra forças para não fugir desse encontro
revelador e necessário.

Sendo capaz de perguntar: dores do meu ser,
o que vocês estão querendo me mostrar,
ensinar e fazer enxergar?

Aprender o que não sei, mas preciso aprender,
ver o que não enxerguei

mas desesperadamente necessito enxergar.

Dorândia, 23 de outubro de 2022.

*

Estás me vendo em meio a tudo isso?

Por favor, me sinalize mais uma vez que estás comigo,

enfrentar o vale das dores do meu ser é tão confuso,

que me sinto cercada por ruídos que me assustam,

desafiam e desestabilizam.

Em meio a ruídos, ouça o meu grito!

Me ajude em meio a tanta dor, responda o meu clamor!

Dorândia, 23 de outubro de 2022.

*

O que me fez adoecer?

O que me fez deixar de ser?

O que tem me impedido de plenamente viver?

Quantas perguntas emergem de dentro do meu ser,
onde encontrar o consolo e respostas que tanto anseio?

Na quietude, o meu ser te encontra e
aceita o seu convite para uma conversa,

neste ambiente de encontro me disponho

e sem reservas começo a falar Contigo, meu amado

e encontro o consolo e o contentamento tão esperado

nas minhas conversas Contigo em forma de oração.

Dorândia, 23 de outubro de 2022.

*

Essa libido que me acende,

sensibiliza a minha pele,

aquece o meu interior,

muda a minha postura,

ergue a minha cabeça e instiga ao avanço.

Libido que por muito tempo foi
incompreendida e reprimida,

hoje é acolhida e compreendia.

Libido, querida amiga, é sempre bem-vinda

contigo encontro a força para prosseguir.

Bem-vinda, Libido!

Dorândia, 24 de outubro de 2022.

*

Encontrei consolo na intercessão,

nos momentos de encontro por meio da oração.

Encontrando forças, esperança

e paz, diante de tantos reveses

me levanto corajosamente a proclamar

os decretos do céu sobre a minha vida,

família e a minha amada nação.

Dorândia, 24 de outubro de 2022.

*

Diante do Criador, em momentos de conversa
em forma de oração

minha alma inquieta encontrou

uma paz inconfundível,

meu coração, o contentamento essencialmente genuíno,

a mente que outrora foi tão conturbada

se percebe detalhadamente alinhada.

Meu ser foi incrivelmente harmonizado e reestruturado.

Prossigo com a inteireza de um ser plenamente grato.

Dorândia, 24 de outubro de 2022.

*

Ontem, estava tão abatida que

encontrei com a mulher que habitou

em mim por tantos anos

se sentindo desvalorizada, oprimida e encolhida.

Angustiada, me conscientizei de que

é uma questão de escolha

voltar a ser a mulher acorrentada

que já havia decidido deixar de ser

ou dar lugar para florescer a verdadeira mulher
que nasci para ser.

Dorândia, 24 de outubro de 2022.

*

Florescer, depois frutificar. Não inverta a ordem natural.

Vivemos em um mundo fortemente estimulado para os excessos e não para os processos.

Os excessos são tóxicos, numerosamente expostos, às vezes se tornam instantâneos e doentios.

Os processos são silenciosos, solitários, incompreendidos, necessários e cíclicos, por muitas vezes não respeitados e consequentemente dão acesso a um caos desnecessário e avassalador.

Se precisas de um conselho diante de excessos e processos:

Se despeça dos excessos e abrace com coragem,

gratidão e presença os processos da vida.

Dorândia, 24 de outubro de 2022.

*

Diante de tantos excessos, decidi viver meus processos.

Dorândia, 24 de outubro de 2022.

*

Florescemos e damos frutos à medida que saramos as nossas raízes.

Dorândia, 24 de outubro de 2022.

*

Já não sou mais aquela mulher que adoeceu,

também não sou aquela mulher que apenas sobreviveu.

Sou a mulher que ainda não é o que irá ser,

mas que graças a Deus não é mais como era.

Dorândia, 24 de outubro de 2022.

Chegou um tempo em que fui agradecendo,

me movendo, recomeçando, criando, aprendendo,

me acolhendo e prosseguindo.

De repente, percebi que eu já estava rompendo,

florescendo e resplandecendo.

Vivendo um novo tempo.

Dorândia, 25 de outubro de 2022.

*

Em meio a tantos questionamentos sobre o adoecimento, fui me movendo para buscar por dentro a causa de tanta autonegligência,

Um trajeto solitário, muitas vezes assustador e necessário.

A busca interna se tornou encontro e acolhimento.

A ressignificação no meu jardim interno que cuido com mais amor e dedicação com o passar do tempo.

O meu jardim interno, outrora negligenciado, hoje é detalhadamente cuidado e cultivado. E se tornou surpreendentemente observado.

Dorândia, 27 de outubro de 2022.

*

Cheguei ao entendimento de que

o Autoconhecimento não é um instante,

É um processo

E que a dor só passa quando passamos por ela!

É necessário compreender que para cada pessoa existe um tempo de passagem!

Dorândia, 10 de novembro de 2022.

*

No caminho fui percebendo que a tristeza é um estado de reflexão

e decidi me permitir ficar triste nos momentos necessários.

Foi assim que as minhas melhores reflexões foram emergindo.

É necessário vivenciar os momentos de tristeza,

como parte dos processos da vida,

mas a consciência de que não devemos permanecer neles é crucial.

Dorândia, 12 de novembro de 2022.

*

Será que... toda emoção que não gera movimento gera adoecimento.

Tempo... movimento... pertencimento...
amadurecimento...

É tempo de ter coragem para Movimentar

Tempo de buscar soluções para alcançar o que sonha e realmente almeja!

É tempo de Sinalizar - Movimentar - Aprender – Construir e Prosseguir.

Dorândia, 13 de novembro de 2022.

*

Como uma planta que precisa de cuidados específicos para crescer e florescer

me percebi enfraquecer diante das vozes

que me atormentavam por dentro e por fora de mim,

identifiquei que precisava me dar a mão para reagir e prosseguir,

mesmo que sem forças

eu precisava rapidamente agir e me resgatar,

diante desse processo que parece não ter fim.

Dorândia, 17 de novembro de 2022.

*

Perceber a presença de Deus e

através do meu respirar aprender a
Consciência de Deus na respiração,

no fôlego de vida, pois você não prestará contas
do que fizeram com você,

mas você prestará contas do que você tem feito
da sua vida.

Dorândia, 24 de abril de 2023.

*

Se você não se preparar para o inverno,
o frio irá te matar!

Discernir as estações e se preparar para
enfrentar cada uma delas!

Dorândia, 13 de maio de 2023.

*

Aprendi a desacelerar, pousar, pausar
e contemplar o belo.

Eu encontrei, no caminho, o contentamento e a gratidão.

Confesso, estou tão bem acompanhada que abracei a
felicidade e o pertencimento. Prossigo de mãos dadas
com a liberdade e a leveza.

Simplesmente não esqueço mais do meu sorriso no rosto.

Dorândia, 02 de setembro de 2023.

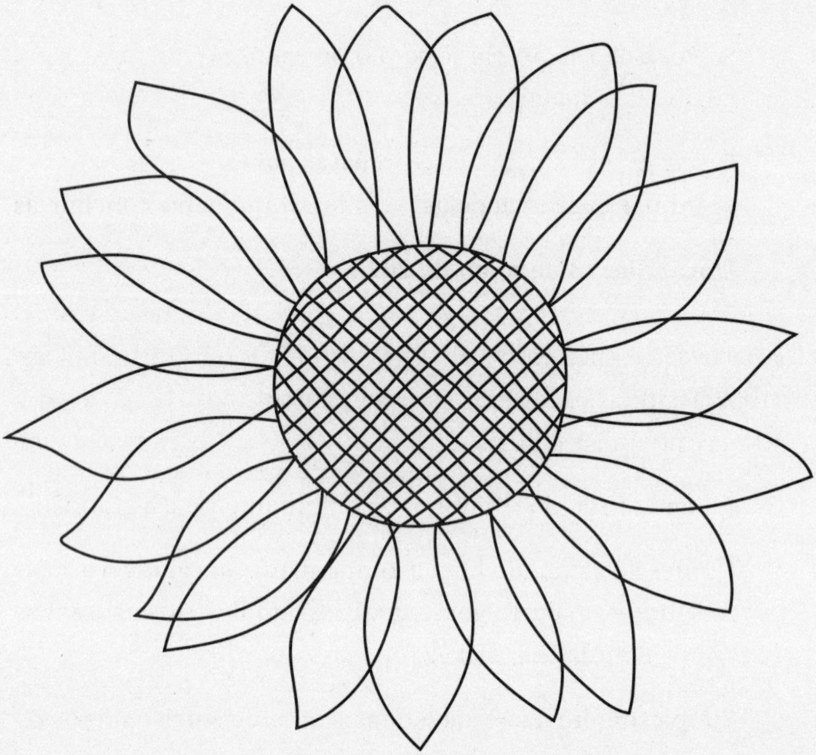

EPÍLOGO

Dorândia, 30 de março de 2023.

Querido(a) leitor(a)

Uhuu! Parabéns! Você está concluindo a leitura deste livro!

Que bom chegarmos aqui, confesso que amo concluir as minhas leituras, e você?

Nesses últimos anos, aprendi a celebrar minhas conquistas, a emoção de conclusão de algo com que me comprometi me proporciona uma sensação de realização, misturada com alegria e paz interna. É um convite a continuar me aventurando na vida. Quando penso em celebrar conquistas, eu lembro das lições que aprendi durante as minhas viagens para os lugares que havia sonhado um dia conhecer. Quem sabe um dia eu escreva mais detalhes sobre isso? Você gostaria de ler um livro sobre minhas viagens ao redor do mundo?

Eu gosto de viajar e conhecer lugares, pessoas, culturas diferentes e, no preparo das viagens, fui percebendo que muitas vezes me divertia mais durante a preparação, que me proporcionava contentamento e gratidão e, quando estava no lugar sonhado, era muita alegria. Com o passar dos anos, fui percebendo que a alegria estava no percurso, desde o planejamento até a chegada ao lugar tão desejado. Todas as vezes que não soube desfrutar do processo de preparação das viagens, tive muita dificuldade de celebrar a realização do sonho. Nessas idas e vindas, aprendi que, se não souber celebrar as minhas pequenas conquistas e realizações diárias, certamente não conseguirei celebrar grandes vitórias. Aprender a celebrar o término da leitura de um livro, assim como a realização de um sonho. Se não soubermos nos alegrar durante o processo, encontraremos dificuldades em celebrar grandes vitórias. Saiba celebrar as pequenas conquistas para que, realmente, saiba celebrar os grandes acontecimentos!

Espero que a leitura deste livro tenha contribuído de alguma maneira com a sua vida. O meu processo de escrita foi desafiador para mim. Tive que parar de escrever várias vezes e enfrentar as recordações e emoções, que precisavam de um tempo só delas, para que eu pudesse prosseguir escrevendo. E a cada capítulo concluído, sentia a paz de quem faz o que era para ser feito.

Desde criança, encontrei nos livros uma companhia agradável e instrutiva. Cresci preferindo aproveitar os intervalos das aulas, o horário do recreio para ir à biblioteca da escola e mergulhar no mundo literário. Alguns livros me marcaram, outros se tornaram amigos. Li livros que viraram a chave interior, me ajudando a compreender coisas que me impulsionaram ao autoconhecimento, desenvolvimento pessoal, profissional e espiritual.

Se tivesse a oportunidade de tomar um chá com você, certamente eu perguntaria: como foi a sua leitura? A leitura deste livro foi relevante para você? Contribuiu para algo em sua vida?

Enquanto escrevia, construí o propósito de ter escrito. Em meio a tantos processos internos, decidi enfrentá-los, um de cada vez, pedindo a Deus que me instruísse a ser eficaz em minha comunicação com você. Por meio de minhas experiências nas estações, durante meu tratamento oncológico, descobri que os momentos mais desafiadores dos últimos anos me ensinaram a viver plenamente.

Sinceramente, espero que você não precise enfrentar situações difíceis para que viva a sua vida com mais qualidade, leveza, significado, presença e intencionalidade. Uma sábia amiga me ensinou que o amor também ensina; não somente a dor e o sofrimento.

Não espere por tempos desafiadores para aprender o que é realmente valoroso em sua vida. Saiba discernir a necessidade de mudança no estilo de vida antes que todo o seu ser grite por ajuda e restauração.

Meu conselho final é que busque o aprendizado e a mudança de mentalidade com o que compartilhei contigo, nas páginas deste livro. Confesso que cometi alguns erros que você não precisa cometer, mas tive acertos que você tem liberdade para copiar e ter mais qualidade de vida e descanso. Você está concluindo a leitura do meu primeiro livro, saiba que eu celebro contigo.

Eu, como escritora, e você, como leitor(a), nos alegramos juntos por termos perseverado na arena da vida, enfrentando o que precisava ser enfrentado, na medida do necessário.

Gratidão por dedicar parte de seu precioso tempo na leitura deste livro!

Viva com mais intencionalidade!

Com amor e gratidão,

Joice ;) Joy

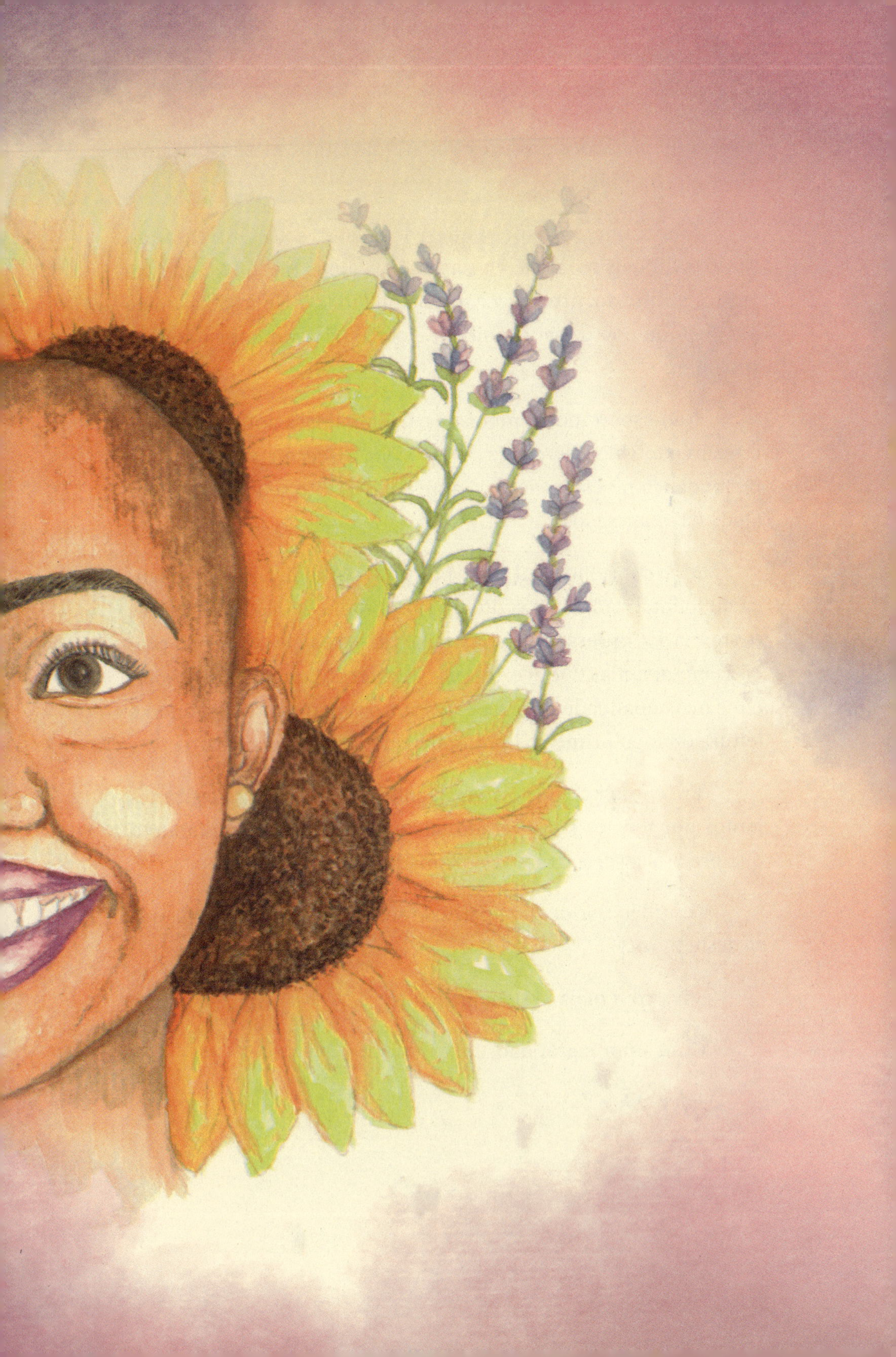

CAPÍTULO ESPECIAL

Honrando as pessoas que me acompanharam durante o meu tratamento oncológico.

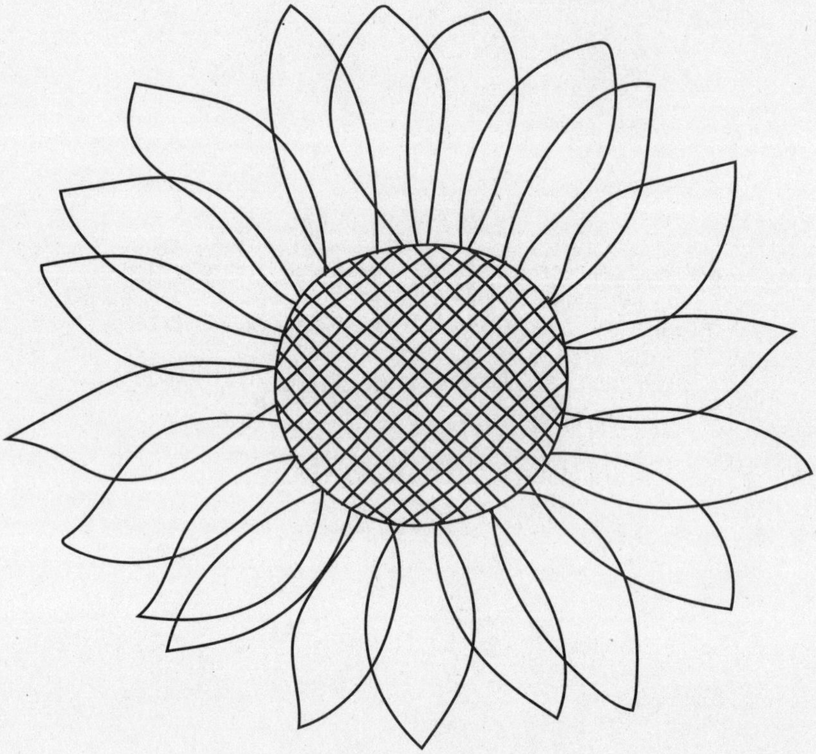

HONRA

"Amai-vos cordialmente uns aos outros com amor fraternal, preferindo-vos em honra uns aos outros" Romanos 12:10

A **honra** é um princípio de conduta que está relacionado a valores pessoais como integridade, honestidade e caráter. A honra é um princípio que não deve ser negligenciado; deve ser estabelecido na nossa vida se quisermos ter consideração, admiração e respeito. A cultura do Reino de Deus é de cooperação e não de competição.

Em uma vida de honra não deve existir competição. Vida de honra é muito mais que um elogio, admiração ou respeito. É um princípio de conduta: como você vive, como se comporta.

A honra tem a ver com gentileza, gratidão e reconhecimento. E em minha vida tenho aprendido que a gratidão não tem prazo de validade. Percorri um caminho árduo até sentir brotar a gratidão genuína. Em um ambiente de gratidão e honra atraímos e abrigamos a presença de Deus. E, a cada dia mais, prezo e zelo pela presença de Deus em minha vida. A linguagem do Reino de Deus é a honra. Para trazer o padrão do Céu à Terra, precisamos que TODAS as nossas relações sejam permeadas por honra!

Neste livro, gostaria de dar voz a algumas pessoas que foram fundamentais na minha vida, especialmente na passagem das minhas estações. Por isso, viabilizo a oportunidade de trazerem as suas experiências e percepções do tempo em que me acompanharam durante o tratamento oncológico. Reconheço a importância de cada uma delas durante um tempo tão desafiador. Honra significa valorização, apreciação, estima. É reverenciar, tratar com distinção e deferência. Honrar alguém é tê-lo em alta consideração, enxergá-lo como muito importante e precioso.

Decidi honrar algumas pessoas que foram um sinal de que Deus continuava cuidando de mim nos mínimos detalhes, independentemente dos desafios. Nesses últimos anos, fui me abrindo para um novo estilo de vida e uma nova mentalidade, e nesse processo o caminho da honra tem sido uma escolha diária, diante de um processo tão desafiador, fui sendo agraciada por Deus, através do amor e cuidado de algumas pessoas.

"Honra teu pai e tua mãe, para que se prolonguem os teus dias na terra que o Senhor teu Deus te dá" Êxodo 20:12

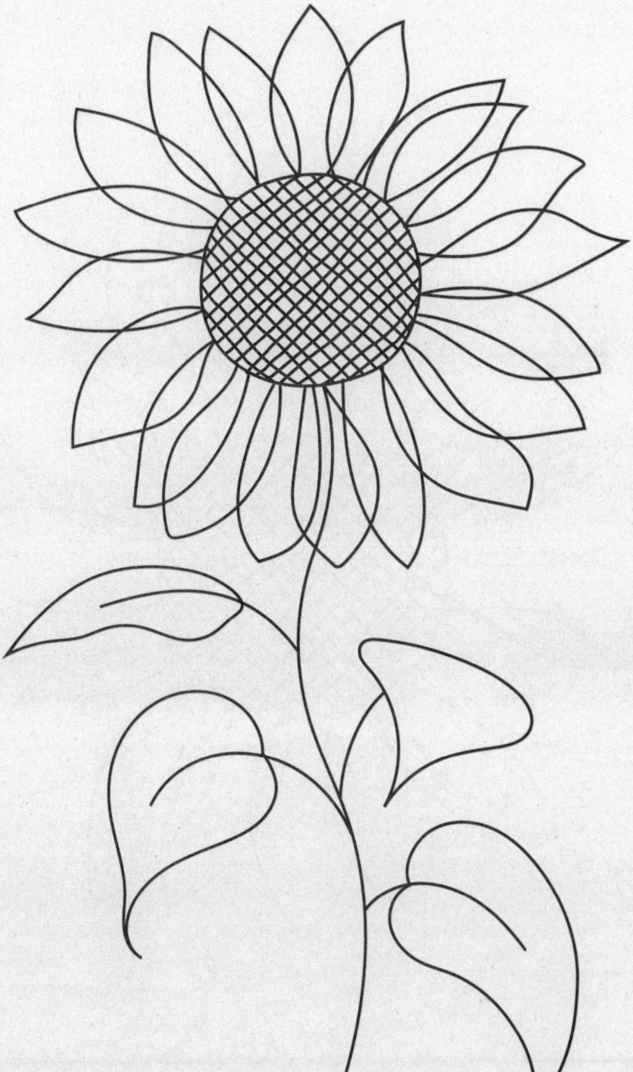

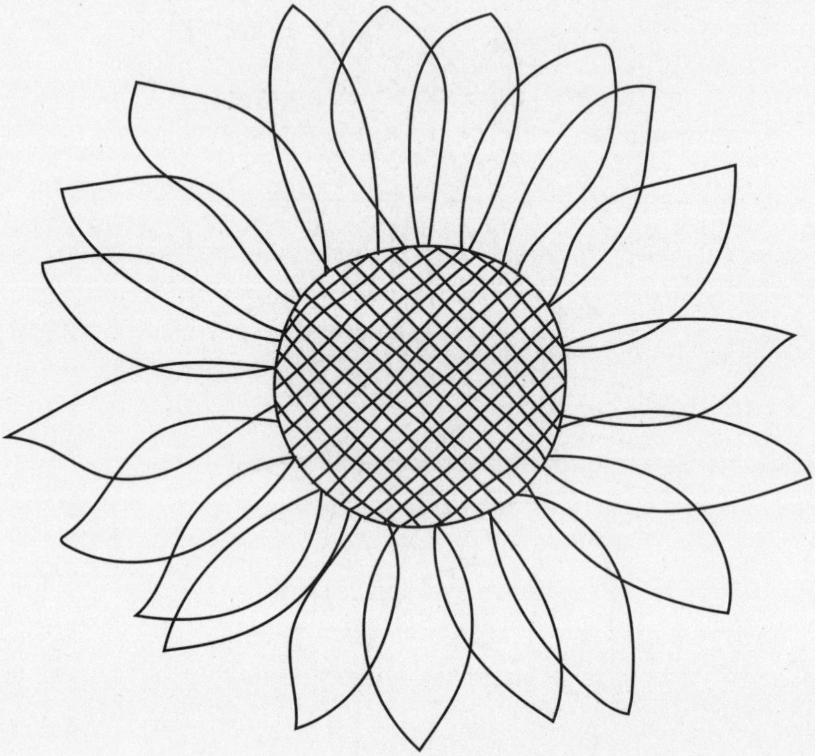

DEPOIMENTOS

dos que acompanharam de perto as estações comigo

27 de setembro de 2020. Nesta data, nossa filha começou a sentir fortes dores na região abdominal, que foram aumentando cada vez mais. Minha esposa e eu começamos a orar pedindo a Deus uma direção, então fomos a Volta Redonda para uma consulta médica. O médico que a atendeu nos disse que era um cálculo renal, prescreveu um analgésico, pediu um exame e nos liberou. Ao amanhecer, minha esposa sentiu Deus falar claramente: "Leve-a para o hospital de Vassouras!" Nós fomos o mais rápido possível e, chegando na UPA, encaminharam a Joice para o Hospital Universitário de Vassouras. Constatou-se um suposto cisto no ovário, ela foi internada e encaminhada para fazer uma cirurgia emergencial. Quando o resultado da biópsia veio, nós ficamos abalados pois não era um cisto, mas foi retirado um tumor maligno.

Ficamos sem direção, ao mesmo tempo eu senti uma paz no meu coração. Minha filha e minha esposa choravam muito. Eu senti algo forte no meu coração, creio que veio do Senhor Deus Todo Poderoso! E disse para a minha filha: "Esta enfermidade não é o fim! É para a glória do nosso Deus, você está curada em nome de Jesus Cristo!"

Eu não sei como encontrei forças para falar aquelas palavras, creio que foi algo vindo do Deus Todo Poderoso.

Agradecemos muito ao nosso Deus, que curou a nossa filha. Foi um milagre!

"mas, como está escrito: Nem olhos viram, nem ouvidos ouviram, nem jamais penetrou em coração humano o que Deus tem preparado para aqueles que o amam" 1 Coríntios 2:9

Deus é fiel!
Toda honra e glória é para ELE!
Filha amada!
Te amamos muito!
Rubens e Elenita

*

Minha amada irmã Joice,

Quando você passou por essa etapa, que foi enfrentar o câncer, não foi fácil ver você passar por tudo, tinha dia que achei que o Senhor iria te levar, por tanto sofrimento que passou. Foi difícil para nós, mas nós temos um Deus que cuida de nós e nos ama muito. Eu confiei no Senhor pois sabia que Ele iria restaurar sua saúde novamente. Ele é Jeová Rafah, Deus de milagres. Tudo que você enfrentou foi para fortalecimento de nossa confiança e fé no Nosso Salvador Jesus Cristo. Você é um grande exemplo de fé e superação. Foi e sempre será uma guerreira. Sou eternamente grato ao Senhor por ter ouvido e atendido as nossas orações!

Te amo, minha irmã, conte comigo sempre, **gratidão** é a palavra-chave para as portas que irão se abrir em nossas vidas.

"E, tudo o que pedirdes em oração, crendo, o recebereis" Mateus 21:22

Seu irmão que te ama,
Rubens Filho

*

Em 2020/2021 nos vimos cercados de muitas incertezas, medos, preocupações. Havia uma ansiedade gritante pelo amanhã e se conseguiríamos vivê-lo. Lembro-me que ainda estava cursando os últimos períodos de Enfermagem e estávamos diante de uma pandemia completamente desconhecida.

Precisamos retornar às atividades presenciais, pois nossa colação de grau se aproximava; fomos aos campos de estágio obrigatório e um deles era o "tão temido hospital". Nessa experiência, pude ver muitas pessoas vencendo a Covid-19, outras não resistindo. Fomos intensamente marcados por essa fase, pois tínhamos nosso rosto coberto pelas máscaras, pelas toucas, nosso corpo encoberto por capotes e luvas; tocar era algo extremamente perigoso para nós, profissionais, e para os pacientes.

O cuidado se tornou distante, aprendemos a sorrir com os olhos e a dar importância aos pequenos momentos e detalhes do dia. Nesta ocasião, minha amiga Joice começou a apresentar alguns sinais e sintomas, dores fortes, e sua família começou a investigar. Lembro-me de sua mãe me mandando mensagem, informando que ela havia dado entrada no Hospital Universitário onde eu estava completando as atividades do estágio curricular.

Eu já havia saído do hospital, estava indo para a rodoviária, mas senti no coração que deveria voltar para saber como a Joice estava.

Não me recordo exatamente o dia, mas era início de tarde e o sol estava lindo, brilhante, e fazia muito calor. Permaneci no setor em que minha amiga trabalhava até sabermos como a Joice estava e se a cirurgia havia evoluído bem.

Ligamos para a enfermaria cirúrgica; a Joice já havia saído do centro cirúrgico e estava aguardando para ir ao quarto. Fiquei sabendo em primeira mão que a massa que aparecia na tomografia poderia ser um tumor, que um dos ovários havia sido comprometido e fragmentos dessa massa haviam sido encaminhados para a histopatologia, mas ela estava bem e a cirurgia tinha sido satisfatória.

Subimos, eu e a amiga colaboradora, e a vimos ainda sonolenta, sedada pela cirurgia; controlei-me para não a abraçar, pois estávamos em meio à pandemia e obviamente porque ela acabara de sair de uma cirurgia e se assustaria com meu abraço repentino [rsrsrsrs].

Em meu coração havia um misto de emoções antes de chamá-la. Alegria por vê-la bem e angústia por pensar como ela receberia a notícia pós-cirúrgica; pensei "ela pode ter o desejo de ser mãe", orei "Pai, prepara o coração da sua filha, da sua mãe que agora está preocupada, de sua família". Foram frações de segundo, tudo isso na minha mente, e quando vi que podia a chamei "Joice". Quando ela abriu os olhos, senti muita alegria!

Permaneci conversando um pouco com ela, dizendo que havia pessoas orando por ela, talvez ela não se lembre desse momento, pela sedação, mas compartilhei que daria notícias dela à família e que ela poderia sempre contar comigo. Nos abraçamos com o olhar, retornei para casa e contatei sua mãe. Fiquei feliz pelo Pai ter me usado nesse momento para trazer paz ao coração de sua família; não dei detalhes pois sabia que a equipe avisaria sobre as intervenções realizadas, mas sabia que avisar que ela estava bem faria a diferença que seus entes queridos precisavam naquele momento.

Hoje sou enfermeira formada e amo o que faço, essa profissão permite que toquemos a alma do próximo, seja em amor, seja em cuidado. Eu nunca esquecerei o sorriso de tranquilidade que a Joice me deu com os olhos, sou grata por ter sido usada desta forma pelo Senhor. Hoje, vendo-a bem, se realizando cada vez mais, fico muito feliz; sua amizade e companheirismo sempre me inspiraram. Meu coração é grato, pois toda a sua experiência resultou para Glória de Deus.

Rafaela Arantes

*

Joice é para nós uma amiga muito querida, uma irmã muito especial! Quando soubemos da sua enfermidade, ficamos tristes, chateados. Há situações na vida com as quais vemos quão frágeis e impotentes nós somos.

Nossa amiga estava atravessando um momento difícil e delicado. O que podíamos fazer para ajudá-la? Orar a Deus para que Ele a sustentasse neste deserto e que a curasse!

Foi uma experiência difícil porque Joice é nossa amiga de longa data. Passamos por muitas coisas juntos, muitas experiências, sonhos compartilhados, quantos abraços.

No período do tratamento, tivemos a oportunidade de conversar, de poder expressar palavras de encorajamento. Mas também não podemos deixar de falar de sua firmeza em Deus, da força que ela sempre buscou no Pai. Foi encorajador ver que ela estava em paz!

Foi maravilhoso ver o agir de Deus em sua vida, curando-a, restaurando-a e fazendo dela um vaso novo!

Somos gratos ao nosso Deus pelo milagre realizado na vida da nossa querida Joice. Continue sendo um instrumento de benção nas mãos de Jesus!

Amamos muito você, amiga!
Cláudia Melo e Edson Melo

*

Joice, querida!

Quero deixar, aqui, uma palavra de quanto me alegro no Senhor por ter nos proporcionado mais uma oportunidade de vida!

Passamos por momentos tão difíceis de espera e incerteza, processos tão dolorosos durante a pandemia, mas temos visto que o Senhor ainda não havia cumprido Seus planos em nós. Nos sustentou, através de tantas orações, médicos, remédios, nossa família. Estamos de pé! Sendo esperança ao desanimado e abatido.

Irmã querida, você é muito amada, muito importante na obra do Senhor. Ele ainda tem muito para fazer em você e através de você.

Eu gosto de escrever cartinhas para Deus e você sempre esteve lá e sempre estará!
Ruth

*

No ano de 2020, estava iniciando a prática de exercícios físicos, sem muita noção de como começar. Minha cunhada, Joice, que há algum tempo já praticava exercícios, me convidou e incentivou a acompanhá-la. Iniciou-se assim minha saga rumo à vida saudável. Foram manhãs muito agradáveis e benéficas para a saúde, mas também foi um tempo de estreitarmos os laços, ganhei uma irmã! Como Joice, na época, treinava para participar de uma maratona, eu não conseguia acompanhá-la correndo, então eu ia de bicicleta. Foram semanas assim. Certo dia, ela me encorajou a iniciar uma corrida leve. A princípio pensei não ser capaz de praticar corrida, mas com palavras de encorajamento, como "Viva! O que importa não é a distância e, sim, a constância", me animei e assim fizemos.

Após descobrir o câncer e durante o tratamento oncológico, Joice sempre se mostrou forte e confiante, com uma fé admirável, crendo que nada foge do controle de Deus. Foram dias de angústia, dor e incertezas, mas, com seu sorriso contagiante, Joice tinha a plena certeza de que Deus era com ela. E realmente era. Em nenhum momento a vi murmurar ou questionar a Ele o porquê de passar por aquilo.

Após a remissão da doença, sua saúde foi se estabelecendo e aos poucos retornava às suas atividades normais, inclusive a prática de exercícios, só que agora em um ritmo mais lento. Lembro-me de uma de nossas conversas, falávamos sobre as chances de recomeçar que Deus nos dá, e aquela era uma dessas chances, "eu quero aproveitar para viver tudo o que Deus tem preparado para mim". Com essa experiência, vieram as mudanças de hábitos alimentares, físicos e espirituais.

Durante o tempo em que pude acompanhá-la, aprendi, e aprendo até hoje, que confiar em Deus não é apenas acreditar no que Ele fará por nós, mas nos entregar à Sua vontade, independente do resultado, pois Deus é o dono do tempo e dos anos, Ele é quem opera em nós e somos apenas agentes de Seus milagres. E Joice foi uma agente extraordinária do milagre de Deus. Meu desejo é que sua vida inspire pessoas em diferentes partes do mundo, assim como me inspira. Com seu jeito doce e sorriso largo, vemos Jesus através de sua vida. E que esse brilho venha resplandecer por onde você for e que em sua vida se cumpra a vontade do Pai, pois "a vereda dos justos é como a luz da aurora, que vai brilhando mais e mais até ser dia perfeito" Provérbios 4:18. Amo sua vida, minha irmã.

Viviana

*

Quando recebemos a notícia de que a nossa amiga Joice havia sido diagnosticada com câncer, foi como um soco no estômago. Nós não conseguíamos acreditar que alguém tão jovem e cheia de vida pudesse enfrentar algo tão terrível. Naquele momento começou uma jornada de lutas e clamor ao nosso Deus.

O primeiro impacto foi a notícia em si. A sensação de impotência era enorme. Naquela noite tivemos dificuldade para dormir, pois ficamos pensando em como poderíamos ajudá-la. Foi difícil imaginar o que estava sentindo, mas sabíamos que ela precisava ser forte. Estávamos muito longe e ainda com fuso horário de 10 horas na frente. Foi um momento de tristeza e reflexão sobre o valor da vida.

A partir daquele dia, começamos a acompanhá-la em oração e com alguns momentos de conversa. Nós, como estávamos longe, não podíamos fazer muita coisa, como estar ao lado da Joice; então, a única maneira era orar e esperar por notícias melhores. Ver nossa amiga lutando contra essa doença foi muito difícil, pois ela estava sofrendo, mas também tinha muita fé, coragem e perseverança.

Mesmo diante de toda a adversidade, ela não perdeu a fé e a confiança em Deus. Foi impressionante ver como ela enfrentou a doença com determinação e fé no Deus Todo Poderoso!

Foi uma das experiências mais difíceis que já tivemos. Mas também nos ensinou muito sobre a importância de estarmos presentes mesmo que do outro lado do mundo, pois estamos ligados pelo poder do Espírito Santo, segurando as cordas em oração e apoiando as pessoas que amamos. Foi um grande crescimento espiritual para nós.

Joice sempre foi uma guerreira incansável e continuou lutando mesmo quando parecia que não havia esperança. Nós estivemos presentes em vários momentos importantes na caminhada da Joice, especialmente quando ela iniciou sua carreira transcultural pela Ásia. Sempre quando nos encontramos, ou na casa dela ou em nossa casa (ela nos visitou na Índia), sempre víamos nela uma grande força e muita garra para vencer os desafios. Não seria agora, diante dessa experiência de dor, que ela iria jogar a toalha.

No final, o amor venceu. Vê-la superar essa fase difícil nos ensinou que, embora a vida possa ser difícil, nunca devemos desistir de lutar, pois "...maior é o que está em nós do que o que está no mundo..." Louvado seja o nosso Deus!

Joice, sua força e fé em Deus foram inspiradoras. A forma como você encarou essa batalha com coragem, resiliência e esperança nos deixou encorajados. Você é uma verdadeira guerreira do Senhor. A sua vitória sobre o câncer é uma prova da sua dependência e do seu caráter cristão, e nós temos certeza de que você enfrentará todos os obstáculos que vierem pela frente com a mesma garra e fé.

Joice, sua amizade tem sido um bálsamo para nós em momentos difíceis e uma fonte constante de alegria nos dias bons. Somos gratos a Deus por podermos contar com você, por compartilharmos risos, lágrimas e por sermos amigos de verdade.

Dani, Fabiano e Davi

*

Joice, você foi muito valente e guerreira! Nunca perdeu a fé! Sempre foi uma amiga e conselheira nossa. Acreditamos que você teve uma grande vitória. Nós queremos que você seja muito feliz onde estiver.

Amamos muito você!
Deus te abençoe!
Sua tia Arlete e sua prima Ana Paula

*

No tempo que você ficou nessa luta, eu me coloquei de joelhos diante de Deus, intercedendo por você. Eu creio que você está curada para honra e glória do Senhor! Deus te deu um grande livramento. Que bom que você enfrentou isso aqui no Brasil, conosco.

Eu glorifico Deus por tua vida, minha sobrinha, eu te amo muito. E eu estou muito feliz na presença de Deus, porque Deus não nos deixa faltar nada. Deus cuida de nós 24 horas por dia!

Tua tia que te ama muito,
Odete Maria da Silva

*

Minha amada, querida irmã e amiga Joice. Nos conhecemos na igreja. Estivemos juntas na EBD (Escola Bíblica Dominical) e no CCT (Centro de Capacitação Teológica).

Deus me presenteou com a sua amizade.

Você, seus pais e Rubinho são um exemplo de família e servos para nós. Quando conversei com a sua mãe e ela nos relatou o momento tão delicado e difícil com a sua enfermidade, ficamos muito tristes e angustiados, mas fomos orar e interceder a Deus por um milagre. E ele veio. Glória a Deus!

Em cada estação do ano, processos pelos quais você passou, vimos a Boa mão do Senhor na sua vida. Você, minha linda, tão meiga, tão frágil, ao mesmo tempo é uma guerreira, que tantas vezes me animou, me fortaleceu e me deu Palavras de Vida, embora passando por momentos tão delicados e de dor.

Te admiro muito, minha querida. Você é uma referência de serva, de mulher de Deus em nossa vida e de toda a minha família.

Gratidão por sua vida. Gratidão por sua amizade. Gratidão pela oportunidade que você me concedeu de, através de cada estação, me tornar uma pessoa e uma serva melhor.

Poder vivenciar o milagre de Deus na sua vida foi um privilégio, uma honra.

Obrigada, querida!
Te amo, sua amiga e irmã
Helaine G. da Rocha Ferreira

*

Falar sobre a Joice, nossa querida sobrinha, é fácil.

Uma menina-mulher incrível, educada, simpática, carismática, vaidosa, linda, prestativa, inteligente, uma serva fiel. Ficaria horas falando de suas qualidades, que são muitas. A parte difícil para nós foi quando recebemos a notícia, que muito nos abalou, sobre o câncer. Mas em todo tempo tínhamos a certeza de que Deus faria o melhor, pois tudo que Ele faz é perfeito.

Não vou mentir que houve alguns questionamentos no primeiro momento (meu Deus, uma pessoa tão boa passar por isso!). Mas depois lembramos, em nossos momentos de oração, que nada acontece por acaso, nem uma folha da árvore cai sem a permissão de Deus.

E a Joice passaria por aquele momento tão difícil com o Senhor ao seu lado em todos os momentos. E não foi diferente, vimos o agir de Deus na vida dela, a vimos fazer a obra do Senhor em meio à dor. Eu passei por um momento difícil também, relacionado à minha saúde, naquele tempo.

E a Joice surpreendentemente foi usada por Deus para minha vida. Tão nova, tão experiente. Mas passou! E hoje, para glória de Deus, podemos ver o agir do Senhor na vida dela.

Tivemos o privilégio de vê-la passar por uma experiência incrível, uma corrida que foi um desafio para ela, que concluiu com louvor e foi lindo, estávamos lá naquela grade esperando-a passar, quando a avistamos de longe, com toda força e garra vinda de Cristo.

Joice é uma guerreira!
Joice é abençoada.
Joice é única.
Nós a amamos muito!
Tio Aldecy & Tia Andréa

*

Quando conheci a Joice, ela já estava fazendo o tratamento; me deparei com uma mulher consciente do que estava percorrendo, de sua vulnerabilidade, mas também uma mulher guerreira adornada com muita fé e um sorriso que dizia "eu me alegro e celebro por que estou viva e quero viver muito mais".

Uma mulher que nos inspira a sermos realmente gratos por estarmos vivos a cada dia e valorizarmos o que estamos vivendo. Que tem sonhos e planos de longo prazo, alguns já vivendo e outros sendo escritos, um por um, com fé e esperança de um futuro ainda melhor.

E hoje, quase dois anos depois, vejo uma Joice ainda mais forte, alegre, vitoriosa, e com uma fé que a tem tornado imparável, que continua a inspirar e a impulsionar todos que estão à sua volta.

Gilliane Leite

*

Há muitos anos, uma família se entregou aos pés de Cristo, eram quatro pessoas. Durante um tempo, algo me chamou atenção, a alegria da salvação estampada em seus rostos, sendo assim fui até eles e tive a grande oportunidade de conhecer Rubens, Elenita, Joice e Rubinho. Que família maravilhosa! Joice era uma menina tímida e eu jamais poderia imaginar a borboleta extraordinária que sairia daquele casulo. No decorrer do tempo, fui percebendo que ela se muniu de coragem, permitindo a incrível manifestação do poder do Espírito Santo em sua vida. Aquela menina acanhada foi se transformando numa das pessoas mais incríveis que já conheci. Corajosa, destemida, inteligente e com o sorriso mais belo que já vi. Sorriso aberto, que acolhe, que abençoa a minha vida e de tanta gente. Foi rumo ao desconhecido, saindo de sua zona de conforto para enfrentar um caminho dos mais desafiadores. Foi para um país distante, deixando para trás sua família, sua igreja, seus amigos... Deus estava preparando sua serva para o propósito mais desafiador que ela haveria de enfrentar. De volta ao seu país, veio a pandemia da Covid-19 e Joice se viu impossibilitada de retornar ao trabalho. Esse Deus, que sabe absolutamente todas as coisas, permitiu que ela ficasse, para ser cuidada por nada mais, nada menos do que sua família. Veio a provação mais difícil de ser enfrentada... tratar um câncer durante a Covid-19. Não pudemos nos encontrar, mas estávamos à distância de uma oração. Um clamor incessante de muitos. Aí... veio a linda borboleta superando cirurgia, quimioterapias, consultas, exames, sempre com aquele sorriso... ah, aquele sorriso, mesmo visto apenas por fotos, que dizia "eu vou conseguir, isso vai passar". "O choro pode durar uma noite, mas a alegria vem pela manhã". Salmos 30:5. Sei que Joice passou por momentos de tristeza, de dor, mas sua fé fez com que transpusesse todos os obstáculos, com confiança e serenidade. Ressurgindo depois de tudo, plena em todos os sentidos, grata ao seu Deus, Senhor de todas as coisas, que proporcionou um novo estilo de vida, sem jamais perder a essência. É um grande privilégio poder fazer parte dessa trajetória de grandes desafios, mas também de grandes colheitas. Obrigada, de coração, pelo seu carinho, por me ouvir tantas vezes e pelo importante... suas orações.

Amizade leve, divertida e regada com muito amor!

Para sempre, Cláudia de Souza Marins Pereira

*

Joice experienciava um momento de busca pela própria essência, quando procurou meu trabalho com a dança do ventre para apoiá-la. Assim, nos conhecemos.

O mundo estava vivendo a pandemia da Covid-19 e iniciamos o trabalho virtualmente. Ficou evidente que o corpo dela clamava por atenção, mas algumas pendências pessoais necessitavam antes ser resolvidas. Portanto, interrompemos o processo de autoconhecimento para que ela pudesse dirigir foco a essas questões.

Quando retomamos, fiz uma proposta direcionada para a fluidez e Joice chegou com uma força de vontade gigantesca.

Um dos temas trabalhados nesse projeto, que também aconteceu de forma virtual, foi a energia da ousadia, tão importante e necessária para o crescimento pessoal, social e espiritual do ser. Joice imergiu nesse trabalho sem defesas, com uma postura otimista e disciplinada e, no encerramento, a apresentação de dança dela exalava doçura, certeza, felicidade e imenso amor por si mesma.

Dali em diante as notícias que recebo dela são de resultados muito positivos, envoltos em alegria, gratidão, superação e colaboração, como este livro.

É comum que as dúvidas se agigantem diante de decisões inadiáveis: "devo seguir a vida no automatismo ou fazer uma pausa para entender profundamente esta fase da minha experiência?" Aflorar o sentir e entender o mundo interior exige recesso, silêncio, coragem e amor. É um respiro que fortalece o indivíduo na mudança necessária para olhar a existência com uma nova consciência. Sem dúvidas a história da Joice é indicativo de que vale muito o reencontro com a essência que, quando permitimos, move cada um de nós.

Joice, foi uma alegria imensa e uma honra participar do seu processo. Que você seja cada dia mais feliz e aja em convergência com o fluxo do amor! Gratidão!

Nyla Nuray

*

A Joice participou desse grupo de Psicoterapia Breve com utilização de recursos terapêuticos auxiliares, como técnicas de relaxamento, psicoeducação e intervenções verbais visando clarificações cognitivas e afetivas e redução de sintomas decorrentes do processo do tratamento médico. Foram realizadas oito sessões, com foco nos diferentes impactos vividos pelos participantes, relacionados às perdas, sentimentos de tristeza e impotência. O objetivo da psicoterapia em grupo foi auxiliar os participantes em suas dificuldades de aceitação e adaptação aos limites físicos decorrentes do tratamento oncológico, incluindo dificuldades de retomada de algumas atividades, temor da morte (luto antecipatório), além de ansiedades relacionadas ao conjunto de dores físicas e psíquicas relacionadas ao câncer. Resultados: o método de psicoterapia breve com recursos terapêuticos associados trouxe benefícios aos participantes.

Joice foi um pontinho de luz ao longo das nossas sessões em grupo. Diante de angústias, medos e tensões, ela conseguiu ouvir seus ruídos internos e, generosamente, compartilhou alguns aprendizados: "estou em um processo desconstrutor, busco identificar angústias e emoções, trago abertura para amar, acolher e desejo fazer novos amigos e ter saúde em todas as dimensões". A cada reflexão ou novo aprendizado, lá estava a Joice, anotando, sorrindo, compartilhando conhecimento, sugerindo a leitura de um livro, colorindo a vida com suas pinturas. Joice não se acomodou na dor, no sofrimento ou no esvaziamento. Ela foi em busca da descoberta de um novo sentido; sua voz e seu carisma contribuíram para alargar a compreensão da nossa própria existência... Joice é luz, é vida, é alegria, seu sorriso é contagiante, é um convite para ficar quietinha, sentir e seguir adiante...

Débora, Soraia e Cláudia

*

Quando recebi o convite da Joice para escrever um relato sobre minha experiência como sua instrutora de Mindfulness, o primeiro sentimento que percebi em mim foi de surpresa, pelo convite incomum. E rapidamente fui sendo tomada por um misto de honra e alegria, pela oportunidade de fazer esse relato.

Joice tem um olhar atento, um sorriso amplo, uma voz doce e suave. Quando lembro de sua presença e de seu grupo, meu sentimento é de contentamento. Chegou ao Curso de oito semanas de *Mindfulness* oferecido pelo Instituto ZENcancer por sugestão de uma amiga.

O treinamento em Mindfulness, ou Atenção Plena, tem a intenção de desenvolver a habilidade de estar atento ao momento presente, sem julgamentos. Nós trabalhamos essa habilidade ao longo de oito semanas, com práticas de respiração, de meditação e de movimento. É um trabalho simples, porém, não necessariamente fácil. Desafios surgem ao longo das semanas e os participantes são convidados a perceber esses desafios como parte da prática, e não como obstáculos a serem superados no caminho para uma prática "perfeita".

Na primeira semana do curso, pedimos que os participantes façam uma reflexão sobre quais são seus receios e suas motivações em relação ao curso, e na última semana pedimos que revisitem essa reflexão para avaliarem como foi a experiência.

Joice compartilhou com o grupo que, ao iniciar, tinha o receio de não conseguir se concentrar, pois vivia numa luta intensa com seus pensamentos, que estavam sempre no passado e no futuro. Disse que com o câncer tinha aprendido a ficar mais no momento presente, mas, conforme sua rotina foi voltando, esse aprendizado foi se perdendo. Contou que com as práticas percebeu que não precisava lutar contra seus pensamentos, mas acolher a luta. Que estar no presente não é fácil porque muitas vezes a realidade é assustadora, e por isso lutamos contra essa realidade. Mas ao manter a atenção na respiração, notou que, assim como o ar vem e vai, também as coisas vêm, e uma hora vão. Percebeu que estava agindo de forma diferente perante a vida.

Com confiança, disse se sentir vitoriosa de poder olhar para si mesma e fazer escolhas que lhe fazem bem. Poder fazer uma pausa, parar e respirar, sempre que precisar. Independente de onde estiver e com quem estiver.

Depois de terminado o curso, Joice me procurou algumas vezes, pedindo indicações de leituras e de cursos de formação em Mindfulness, manifestando o interesse em aprofundar sua prática e seu conhecimento.

E agora está generosamente compartilhando sua história, sua trajetória e seus aprendizados neste livro, fazendo também vitoriosos aqueles que tiverem a sorte de encontrá-lo em seus caminhos.

Maria Alice

*

Serva de Deus que é um exemplo de Fé, amor ao próximo e obediência. Tantas palavras poderiam expressar o que você representa para mim, mas sua fé me fortalece e transmite amor através dos gestos e das palavras, um exemplo de obediência ao chamado de Deus, apesar das dificuldades diante de mudar de país e deixar a família.

Diante da enfermidade, demonstrou força e convicção de que tudo tem um propósito diante de Deus; tudo que aconteceu foi para Glória de Deus, para ser testemunho diante das nações de que Deus pode e tem todo poder de curar. Amo você!

Silvia Letícia da Silva Costa

*

Amada Joice!

Que você desfrute cada dia mais da presença do Senhor e de tudo que somente Nele pode encontrar.

Lembro quando chegou na igreja, ainda adolescente, e foi crescendo no conhecimento e no ensino. Eu me orgulho de fazer parte de sua vida e de sua caminhada com o Senhor.

Quantas batalhas você enfrentou, mas Deus sempre cuidou de tudo. Sua formatura na faculdade, o término dos estudos teológicos e os preparativos de sua viagem para África. Foram tempos de grande lutas e orações, onde Deus a capacitava e direcionava seus passos. Eu me alegrava com você.

E quando foi para a Ásia, foi tão surpreendente, eu pensei, vou orar para que haja direcionamento de Deus em tudo que ela fizer. Foram momentos de intensa oração para que o Senhor desse direção e sabedoria em todos os momentos.

Nas mensagens trocadas, percebia seu ânimo, mas também os desafios que estava enfrentando, sempre com sorriso no rosto.

Vieram a pandemia e as dificuldades de saúde, mas a oração, a determinação e a fé estavam sempre na sua vida. Eu caminhava sempre intercedendo por você e sua família.

Agradeço a Deus, porque Ele te sustentou, curou, e continua uma obra linda através de sua vida. Que momentos incríveis de oração passamos juntas.

Desejo que você seja sempre ponte para espalhar o amor de Deus. Conte com as minhas orações e a minha amizade. Seja muito feliz!

"Eu disse a Deus, o Senhor: tu és o meu Senhor; tudo o que tenho de bom vem de ti" Salmos 16:2

Beijos e abraços da sua amiga e irmã em Cristo.
Heliomar Cardozo Nóbrega Fonseca

*

Fico muito feliz em poder testemunhar o milagre na vida de uma pessoa tão especial.

Confesso que, quando fiquei sabendo da doença que se instalou no seu corpo, fiquei surpresa, mas ao mesmo tempo vi o cuidado de Deus na sua vida.

O Senhor é maravilhoso e cuida dos Seus.

E assim você passou pelo processo terrível que a doença faz a pessoa passar, e com muito amor, principalmente da família e amigos, você depositou sua fé em Deus.

Não foi fácil, mas a cada sessão de tratamento, você e sua família experimentavam o cuidado e sustento vindo do Alto.

Com certeza, havia um grande propósito, e com o seu testemunho muitas vidas foram tocadas.

Nós vimos a sua luta para vencer mais essa, Deus te fortaleceu e foi levando em novas águas, te mostrando o que Ele queria no meio de tanta dor.

E hoje, para honra e glória do Senhor, vemos você escrevendo sua história para fortalecer e levar esperança para pessoas que também passarão ou estão passando por esse processo doloroso. Nós nos sentimos felizes e orgulhosos em ver sua superação e fé.

Sua história continuará ganhando vida em todas as nações, através da direção do Espírito Santo, com seu livro.

Amiga, você é uma inspiração para mim, te amo em Cristo Jesus. Que o Pai continue te usando e abençoando, e que todos os sonhos Dele para sua vida se concretizem.

Beijos!

Andréa de Oliveira Fernandes

*

O que falar sobre a Joice, milhares de palavras não definiriam a mulher incrível que é. Serva do Senhor, mulher guerreira, sábia, sorriso contagiante, linda por dentro e por fora. Minha confidente, que o Senhor usou e usa para me dar conselhos nas horas boas e ruins. Sempre ouvi dizer que o Senhor não dá um fardo maior do que possamos aguentar, isso foi nítido na vida da minha amiga e irmã Joice durante a fase de tratamento de saúde. O Senhor a usou de forma inenarrável durante o tratamento, pois transmitiu para todos, com ações cotidianas, a paz que excede todo entendimento, que Deus dá a quem crê e posiciona para Ele todas as aflições. Para mim, no princípio foi um choque muito grande, mas eu tinha certeza de que temos um Deus que cura toda dor. E esse Deus maravilhoso a curou! Isso foi motivo de alegria para todos nós que a amamos.

Vanete Rodrigues

感恩有这个机会分享在那段时间的心得。作为朋友，我全力支持你Joice,在我知道你生病的初期，我不知道如何帮助你，因为我没有这样的经历。我能做的就是和你视频聊天，谈论着我们的理想，和在中国与巴西的生活。我希望你能尽快康复，你是美丽，大方，善良的人。你的朋友，你的家人，会因为你变得美好。在帮助你的同时，我也向你学习很多道理，你也经常鼓励我。我很感激你。你是一个特别的人，我们有一些共同爱好，比如跑步，茶，素食。我支持你跑步，我们也参加了马拉松。从运动中收货不少能量。希望你能回到中国生活。

很感激成为你的朋友，在你康复过程中帮助你。我们互相学习。 运动 茶 素食 ，给了我们能量。

高山

Tradução para a Língua Portuguesa:

Sou grato por esta oportunidade de compartilhar minha experiência durante esse tempo. Como amigo, apoio-te totalmente, Joice. Nos primeiros dias, quando soube que você estava doente, não sabia como ajudá-la, porque não havia tido esse tipo de experiência. O que eu pude fazer foi ter conversas com você por vídeochamada e falar sobre nossos ideais e a vida na China e no Brasil. Espero que você possa se recuperar o mais rápido possível. Você é linda, generosa e gentil. Seus amigos e sua família ficarão melhores por sua causa. Enquanto ajudo você, também aprendo muito com você. Você sempre me incentiva. Eu sou muito grato a você. Você é uma pessoa especial. Temos alguns interesses em comum, como corrida, chá e comida vegetariana. Eu apoio você na corrida e a nossa participação em maratonas. Exercício, chá e comida vegetariana nos dão energia. Receba muita energia dos esportes. Espero que você possa retornar à vida chinesa.

Muito agradecido por ser seu amigo e ajudá-la em sua recuperação. Aprendemos um com o outro!

Gao Shan

*

Conhecer a Joice, um ser humano tão iluminado e cheio de vida, foi um caminho de Deus. Eu sou muito grata por isso, me sinto honrada. Joice é pura luz! Poder ajudá-la de alguma forma, através do meu trabalho e do serviço voluntário voltado para mulheres que viveram o processo oncológico, foi maravilhoso, incrível e cheio de cores. Fizemos a análise de Coloração Pessoal da Joice para identificar as melhores cores para a sua nova versão, seu novo momento de vida, com muito mais cores e, principalmente, as que a valorizam! Sou grata demais pela oportunidade de participar do processo de autoconhecimento da Joice que, por consequência, reflete tão diretamente na nossa autoestima como um todo.

É um novo despertar, um novo olhar, com novas percepções e mais segurança ao ousar nas cores que têm muito como significado, afinal, cor é vida! Como acredito que nada é por acaso, o nosso encontro especial também não foi por acaso. Foi abundante em conhecimento, boas novas, muitas cores e o reinício de uma jornada linda e ainda mais colorida!

Dan Veroneze

*

Para começar, escolho dizer tudo que vi a Joice fazendo ao longo do período em que nos conhecemos, e escolho contar como essa linda mulher aceitou o seu destino de modo suave e acolhedor. Do que vi, Joice optou por trilhar a estrada do autoconhecimento e autoaceitação, aproveitou a oportunidade de uma enorme reviravolta que se tornou o combustível de mudanças. Sua conduta sempre foi a de uma mulher de fé, forte sem perder a docilidade; e sua voz cândida e firme avisava cada nova batalha vencida. Da chance que tive de acompanhá-la em um trabalho de *coaching*, vi uma Joice que se aprofundou em si, que não teme a verdade, e vi uma mulher cada vez mais dona de si, florescendo ao aceitar suas próprias demandas e trabalhar para atendê-las. Tem sido uma alegria assistir e participar da sua jornada.

Muito obrigada!
Carla Paixão

*

Joice, te conhecer foi uma honra pra mim, você sempre me transmitiu ser uma pessoa muito carinhosa, atenciosa, cheia de luz, admiro muito sua simpatia, sua força e sua fé.

Nesse processo de tratamento, você demonstrava muita força e confiança na cura, coloquei você nas minhas orações e fiquei muito feliz em saber que venceu, você é um milagre! Você é um dom de Deus na nossa vida, você é uma mulher sábia e cheia de princípios, é admirável! Sou muita grata por ter sua amizade! Eu vejo Deus na sua pessoa!

Sua voz me transmite paz e acolhimento!
Viviane Costa

*

Conheci a Joice em um processo de transformação interior. Conhecê-la me fez repensar e agradecer imensamente por essa oportunidade. Ela sempre teve sábias palavras, um jeito único de proferi-las. Sim, uma maneira que eu nunca havia vivenciado, pois ela transborda vida. Mesmo com as dificuldades que a vida nos trouxe para que pudéssemos repensar ações, Joice superou obstáculos e pudemos compartilhar nossas dores e alegrias, apoiar uma à outra e sermos cúmplices de vitórias.

Tenho muito orgulho de você, minha amiga, por sua força, sua inteligência, seu amor, seu cuidado, zelo, amizade. Por sempre se lembrar de mim, mesmo não nos conhecendo pessoalmente. Você é um presente que Deus me deu, um exemplo de superação. Aquela que nunca desiste. Eu sou muito grata por você ter tocado o meu coração de uma maneira tão especial. Eu me sinto leve toda vez que vejo uma foto, um acontecimento ou um relato seu. Você, com certeza, é um anjo enviado à Terra para abençoar as pessoas ao seu redor. Tenho certeza de que esse livro tocará muitas pessoas e sou muito grata por fazer parte, do início ao fim. Te amo, minha amiga! Sucesso sempre!

Melissa Jacob Otoni de Souza

*

E eis que um belo dia, em meio ao compromisso de levar minha irmã e mãe ao Aeroporto Internacional do Rio de Janeiro, também estava agendada a reunião online para novos voluntários do Instituto de Bem com Você, a Beleza contra o Câncer!

Eu, que já era voluntária deste lindo Instituto, por pouco não participei do encontro, pois me deparei com conflito de horário. Mas, minha gratidão ao Instituto e à causa da maquiagem para mulheres com câncer é tão grande, que contei com a ajuda da família e lá estava eu durante todo o trajeto, no transporte, e com direito a vários imprevistos no meio do caminho, participando da reunião ministrada pela coordenadora dos voluntários, a bela Eduarda!

Até então, não sabia o quão abençoada seria ao priorizar este encontro, pois, além de conhecer melhor o Instituto que um dia me beneficiou, foi a oportunidade que Deus me deu de conhecer a Joice, mulher linda, mais que vencedora em Cristo, além de carismática e dona de um talento na arte. Lindo de ver!

No dia da reunião, tive que me despedir antes do término, pois a bateria do celular acabou pouco depois que cheguei ao aeroporto. Mas antes, ao fazer um comentário sobre um grupo de dança em outro instituto de que faço parte, ela perguntou como estavam as novidades de lá e, quem diria, pude conhecê-la melhor!

Como não guardar com alegria o dia em que ela, após um longo bate-papo, falou: "vamos orar?" Que benção tê-la conhecido!! Sou grata ao Senhor por ser tão generoso comigo, me permitindo ter o prazer de conhecê-la! Amizade boa que compartilha da mesma fé que a minha! Que feliz dia este foi para mim! O dia que Deus preparou para te conhecer, Joice querida e amada do Senhor! Peço a Deus que eu possa sempre retribuir a você a generosidade e amorosidade que tem comigo! Tenha sempre a certeza de que Jesus te ama e eu também! Gratidão!

Simone Gusmão

*

Conheci a Joice num processo de transformação pessoal, estávamos fazendo um curso de autoconhecimento e desenvolvimento relacional. Entre os frutos, o Clube do Livro, com reuniões uma vez por mês, com o objetivo de conversar sobre a leitura definida segundo o cronograma no início do ano.

Nessa troca, durante as reuniões periódicas, Joice compartilhou sua mudança do exterior para o interior do Rio de Janeiro, para ficar mais próxima da família e se cuidar, pois estava enfrentando um diagnóstico de câncer de ovário.

Para nós, mulheres, tudo que mexe com os órgãos femininos mexe com nossa imagem, não é verdade? Mexe ainda mais com nosso emocional quando ainda não somos mães.

Sou cristã e, em 12 de fevereiro de 2021, escrevi no meu caderno de orações o meu pedido ao Senhor pela recuperação, tratamento e cura da Joice. Hoje, com o caderno no colo, compartilho o que presenciei durante esse período.

No caderno tem o pedido, a data, a promessa bíblica (geralmente associada a algum versículo no qual me inspiro enquanto estou orando); e novamente a data, com respostas ao pedido.

Nele está escrito um versículo, na coluna de promessa bíblica, que veio como inspiração de Deus enquanto orava pela vida dela. Diz assim: "Porque sou eu que conheço os planos que tenho para vocês, planos de fazê-los prosperar e não de causar dano, planos de dar a vocês esperança e um futuro" Jeremias 29:11

Anotei na coluna de resposta:

• 06/04/21 Joice está se recuperando
de uma sessão de quimioterapia.

• 10/09/21 Fez a quimioterapia há três meses,
o cabelo está crescendo.

• Julho de 2022 Joice está bem, vai escrever um livro,
me convidou para participar.

E hoje, 27 de fevereiro de 2023, vou escrever o que está acontecendo. Joice está bem, linda, está realizando o projeto do livro, que transborda do processo de tudo que ela viveu, com a essência do Pai e cheia de amor, para trazer esperança e levantar mulheres que talvez estejam passando por algo parecido e que vão encontrar carinho, consolo, alegria e alternativas para lidar com o que estão vivendo.

Eu estou emocionada. Na verdade, durante o processo, o que tenho a dizer é que, quando via a Joice, mesmo nos momentos mais complicados, ela me transmitia uma serenidade. Estava sorrindo, arrumada. Com palavras abençoadoras.

Mesmo vivendo dificuldades, sua fala não transmitia o sentimento de vitimismo ou murmuração. Apesar de tudo, conseguia enxergar coisas boas, e, mesmo que não notasse, isso nos impactava. Sua gratidão, sua busca por entender o processo e passar por ele da melhor maneira, aprendendo coisas novas, buscando alternativas de se cuidar, são ações admiráveis.

Notamos sua busca para lidar com o processo de uma forma mais natural, se conectando com a natureza, cultivando, caminhando, se exercitando, cuidando da alimentação, e até participando de uma corrida. Cuidado com o intelectual, presente no Clube do Livro, compartilhando de seus pensamentos conosco. Inclusive, ficamos felizes quando compartilhou sua ideia de escrever e de nos convidar a participar de alguma forma.

A cura não passa somente pelo físico, mas pelo envolvimento de emoções, crenças, pensamentos, bem como pelo ressignificar coisas que, quem sabe, levaram a tal condição. Nas nossas buscas, compreendemos que o ovário é um órgão feminino ligado ao gerar, ao criar, à criatividade. Lembro que Joice começou a perceber que, se em algum momento isso foi reprimido, a ponto de levar ao adoecimento, agora dependia de ela mudar. E começou a desenvolver sua criatividade, pintando lindos quadros, fazendo bordados que são uma graça, e até mesmo escrevendo o livro. Quanta coisa podemos gerar, quando estamos dispostos e sem o "medo de aprovação", não é mesmo?

Certa vez, estava mediando a reunião e falando sobre o livro *Se amar, amar e ser amado*, da Pamela Magalhães; estava passando por um período complicado na vida sentimental, após o término de um noivado. E lembro como suas palavras tocaram meu interior. Soou mais ou menos assim:

"Dai, estou acompanhando você e tudo o que está passando é só um capítulo da sua história. Nós nos vimos antes, em outro momento, agora você está nesse, e esse capítulo chegou ao fim, mas a história continua. Daqui a pouco eu te verei em outro capítulo, em outro momento, vivendo outras histórias. Porque tem momentos que a gente cai, chora, sofre, mas tem hora que a gente tem que levantar."

Eu levantei, e estou escrevendo minha própria história, aberta a possibilidades. E presenciando novos capítulos na vida de Joice também. E você, que está me lendo agora, é hora de levantar.

Daiana Miranda

*

Joice, fiquei impressionada positivamente com a forma que você encarou o câncer. Essa experiência foi encarada como um "presente" e muito bem desembrulhado por você. Senti que você se perguntou "para quê?" e foi corajosamente ao encontro das respostas.

Gratidão pelo seu exemplo real!
Salete Rêgo

*

Fé: uma palavra tão pequena e que expressa tanto. Fé é confiar, é acreditar que tudo ficará bem. Joice é uma mulher que me mostrou o significado da palavra e me ensinou a fortalecer a fé todos os dias.

Pude conhecê-la no início de seu tratamento. Sua força e fé inabalável transformaram minha forma de ver a vida.

Afinal, como podíamos reclamar de algo se a Joice estava sempre sorrindo e com palavras tranquilas?

Querida Joice, desejo muito sucesso com seu livro. Que sua vida sirva de inspiração e exemplo de fé, força e coragem, assim como é para mim.

Um grande beijo,
Fabiana C. Gonçalves Ribeiro

*

Joice querida, falar de você é uma honra! Nos anos que convivemos juntas no trabalho com crianças na igreja, foi perceptível a maneira que você apresentava Jesus através de seu exemplo. Em cada lugar por onde passou, deixou ali a presença de Jesus, e de uma forma tão simples, com tanto amor. O trabalho foi muito prazeroso, pois era visível a sua alegria, dedicação e amor pela vida.

A Palavra de Deus, em Romanos 8:28, diz que todas as coisas contribuem para o bem daqueles que amam Deus, segundo o propósito Dele. Nem sempre as coisas aconteceram como você planejou, mas ficar frustrada não era o seu plano. Você continuou caminhando com fé e reconhecendo que Deus estava no controle. A sua atitude não foi diferente de antes, pois a intensidade da fé permanecia e muitas vezes éramos consolados por você.

Eu jamais consegui enxergar o seu interior, mas o seu exterior continuava exalando o perfume de Cristo e a certeza de que Deus permane vivo em você.

Sou muito grata ao Senhor por fazer parte de sua vida e conhecer de perto a história de uma linda mulher que venceu as circunstâncias da vida, porque manteve o seu foco em Jesus. Em você podemos sentir o quanto Deus é zeloso com aqueles que O buscam. Que Deus continue te capacitando e dando sabedoria na função que Ele entregou a você. O mundo precisa conhecer a sua história.

Um grande beijo!
Leila Marques da Motta Santos

*

Conheci a Joice em uma chamada de vídeo onde me reuni de vez em quando, com parceiras de oração, e uma delas é nossa amiga em comum. Eu morava em São José dos Campos, lugar em que as parceiras residem até hoje. Sou gaúcha e tive de retornar à família, pela pandemia e por estar me recuperando de uma cirurgia de retirada de um carcinoma no ovário. Amei-a assim que a vi, fiquei impactada com tamanha fé e fidelidade ao Senhor, que percebi através de suas palavras. Mulher de Deus, apaixonada por Cristo e delicada como uma verdadeira filha do Rei. Tivemos uma experiência muito forte em oração quando ela me ligou para partilhar do então recém-descoberto câncer. O toque de Jesus foi tão acolhedor que, imediatamente, fomos cobertas por uma atmosfera de misericórdia e amor da parte de Deus. Podíamos perceber o céu mesmo estando na terra. Creio que Joice foi curada naquele dia, pois foi muito forte a glória que nos cobriu. Dali em diante ela viveu todo o processo necessário, de uma forma íntima e singular com o Pai, porque é assim, desse jeitinho, que acontece quando mergulhamos na Sua presença. Ao nos depararmos com dificuldades dignas de um milagre, Ele se revela ainda mais, e nos conecta ao Seu coração de forma a não temermos nada mais.

Sei que este livro é o primeiro de outros que virão, pois quem ama Deus e caminha juntinho d'Ele, como sei que ela anda, tem muitas experiências para contar.

Um abraço gigante, minha mana linda, e tudo de melhor da parte de Papai para ti neste maravilhoso tempo.

Raquel Amaro

*

Quando soube que minha amada irmã Joice estava com câncer, quase não acreditei, tamanho foi o choque. Me lembro das vezes em que, de joelhos, apresentamos a vida da Joice ao nosso bom Deus, pedindo-lhe a cura. Sabemos que todas as coisas cooperam para o bem daqueles que amam Deus, e Joice, desde sua conversão, era uma menina especial, amando o Senhor de todo o coração. Não entendíamos a doença, mas tínhamos fé no cuidado do Senhor. E Jesus a curou! Glória a Deus! Desde o início, Jesus já tinha a resposta aos diversos clamores feitos pela vida da Joice.

"Esta enfermidade não é para morte, e sim para a Glória de Deus, para que o filho de Deus seja por ela glorificado".

E hoje glorificamos Jesus por seu amor demonstrado na vida da querida Joice. Te amo em Cristo!

Sandra Boucharde

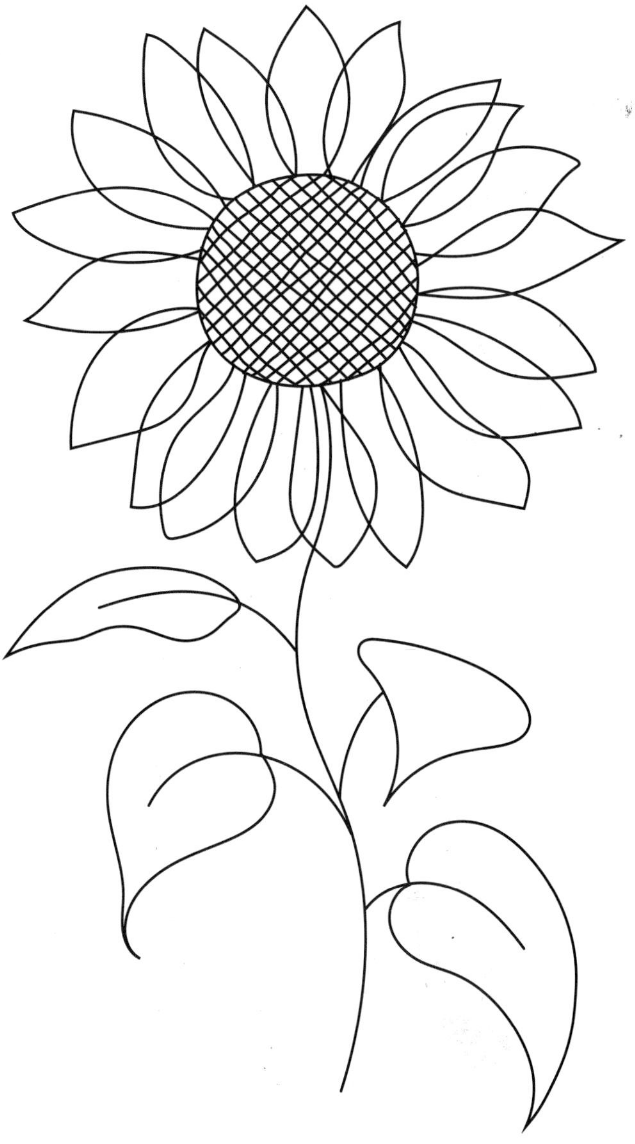

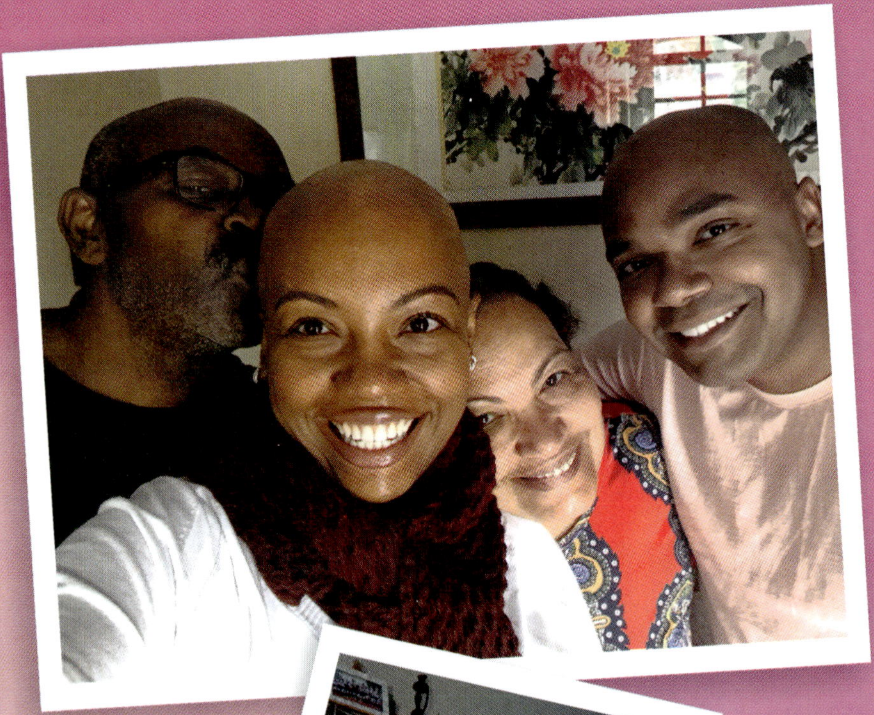

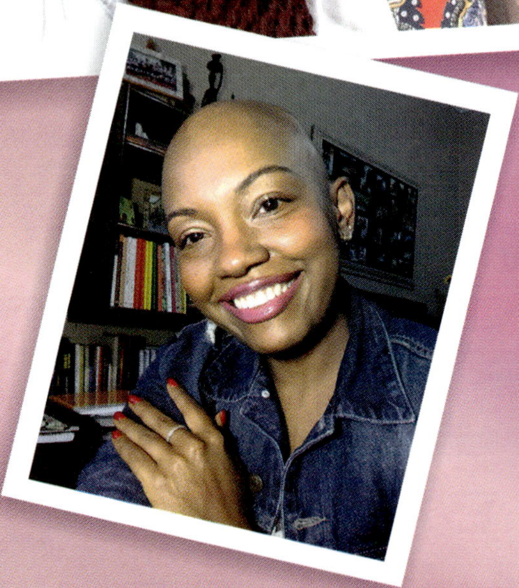

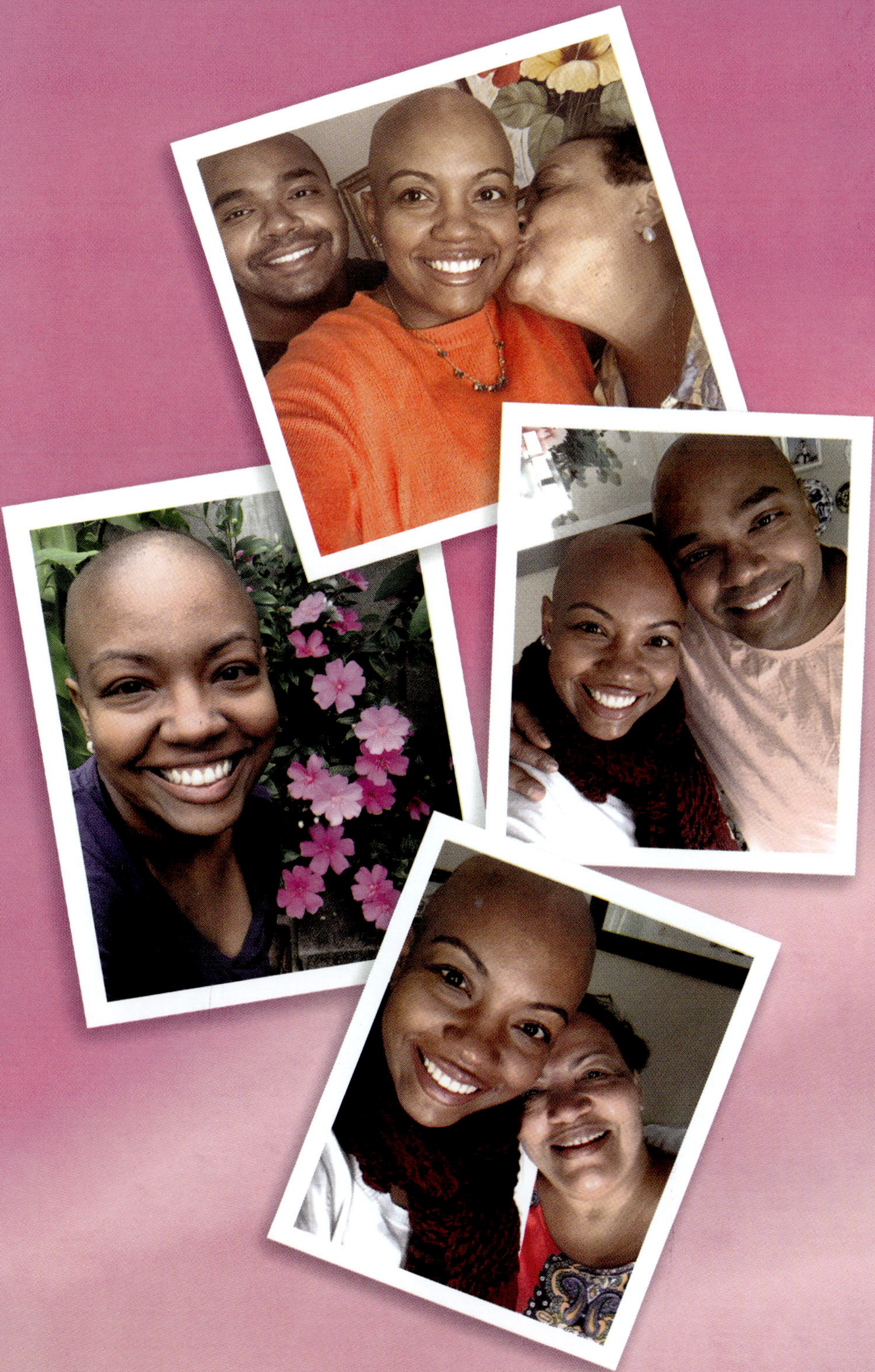

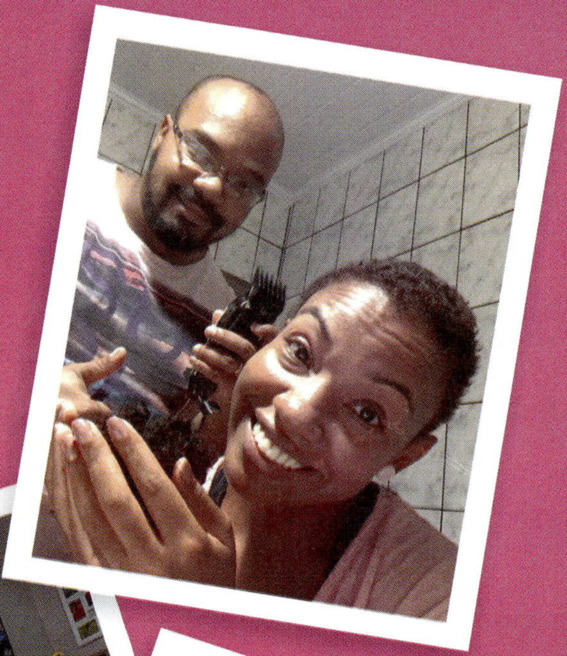

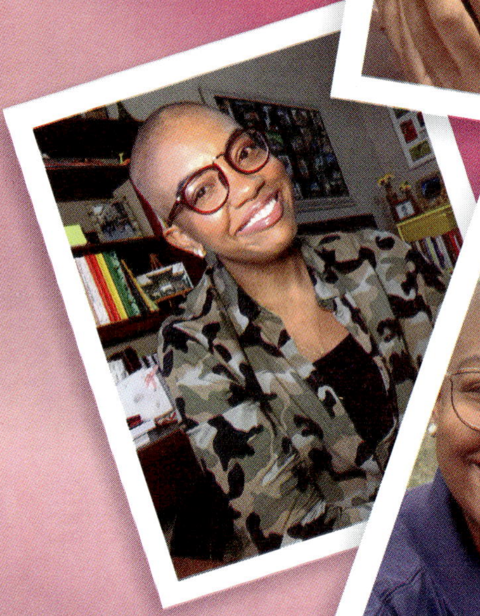

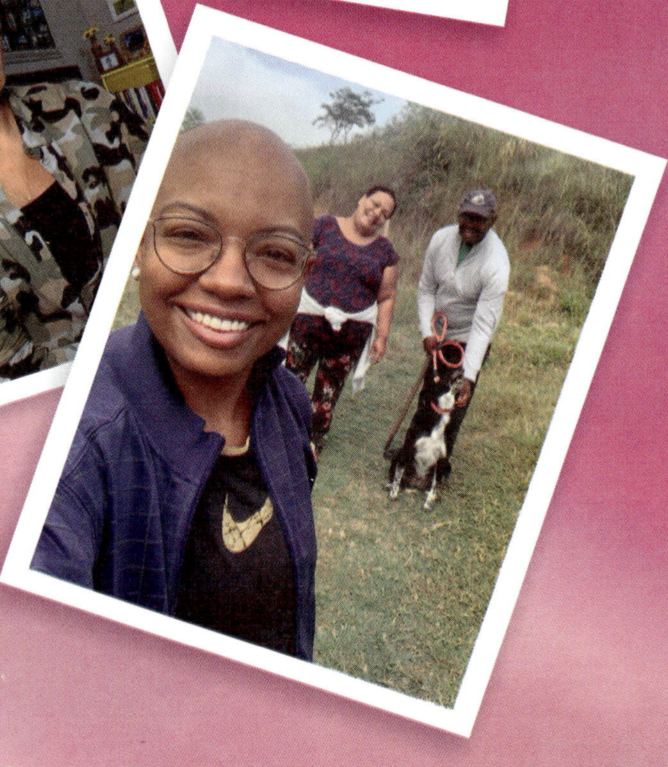

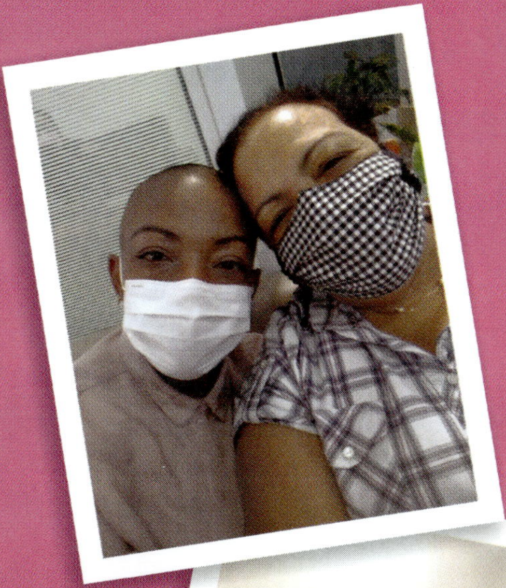

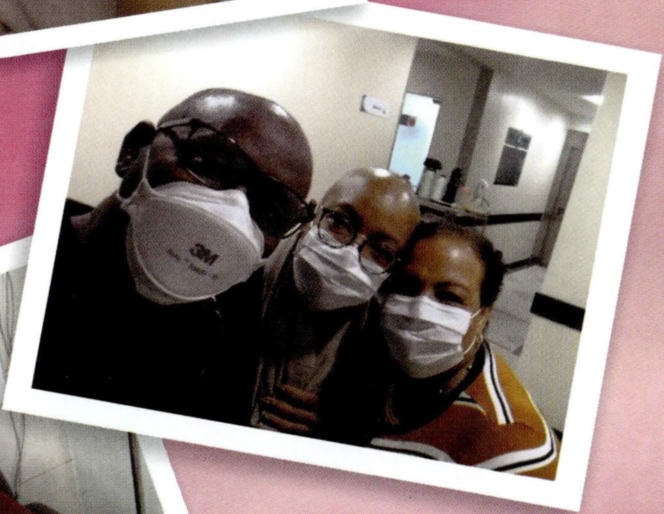
3M

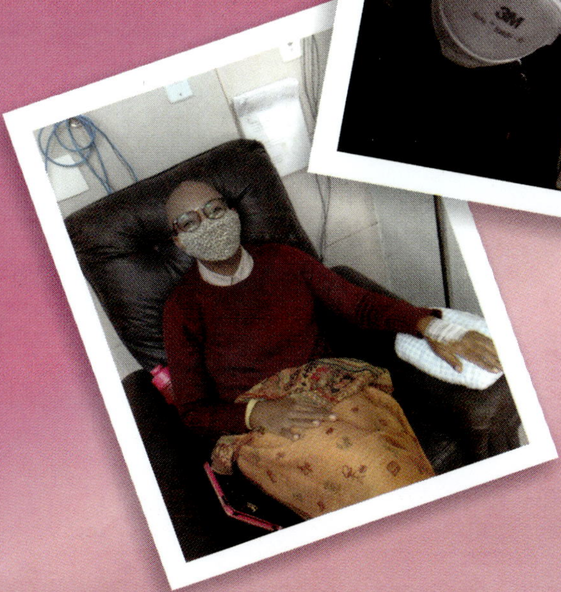

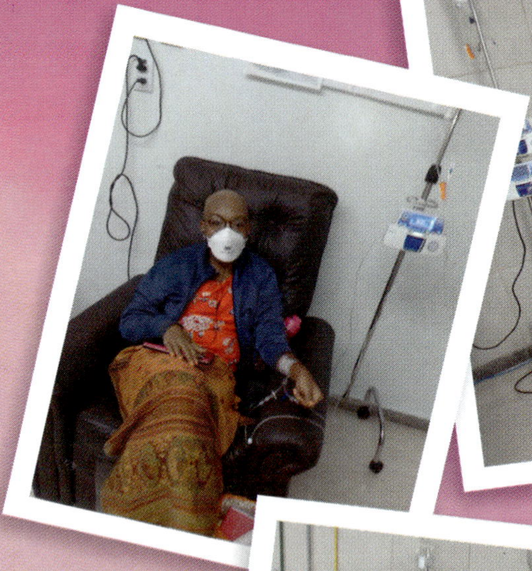

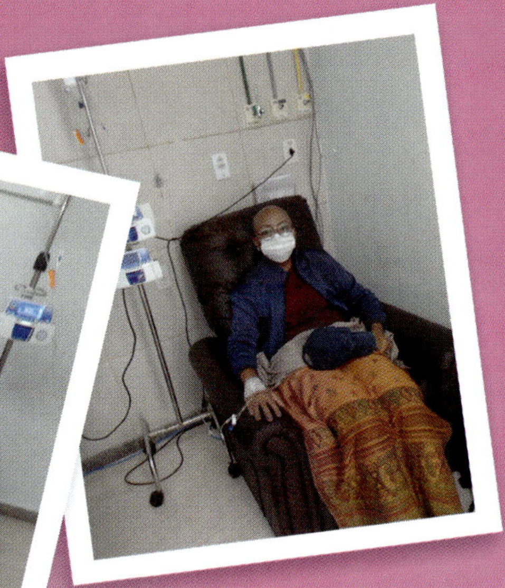

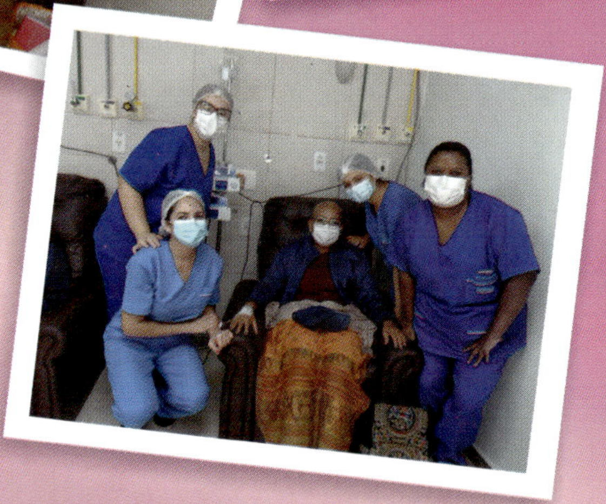

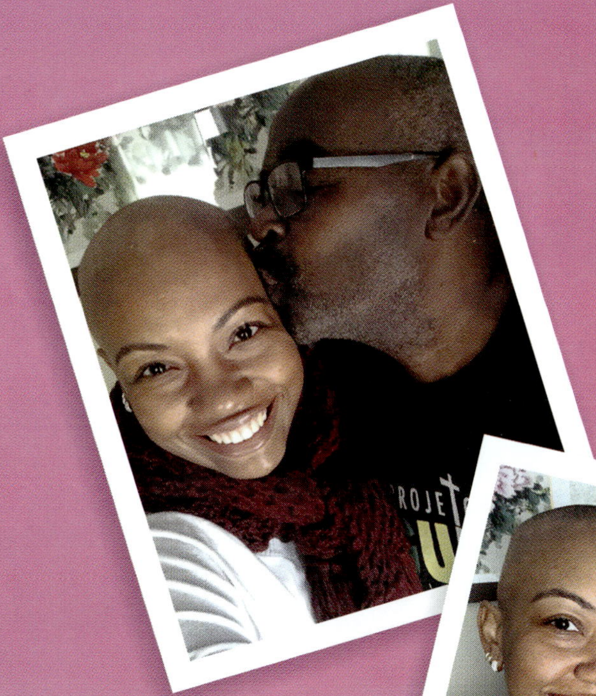
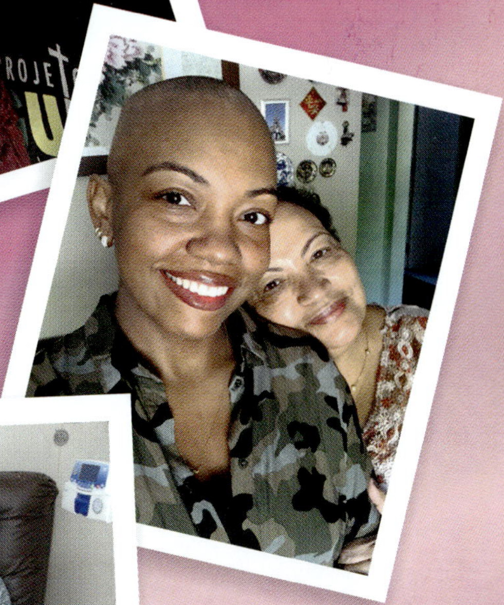
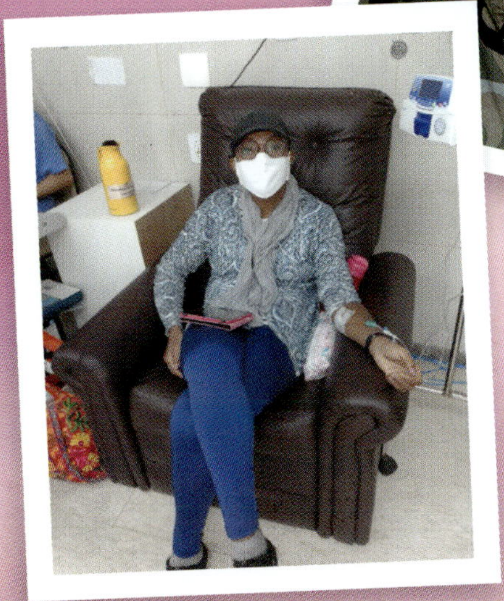

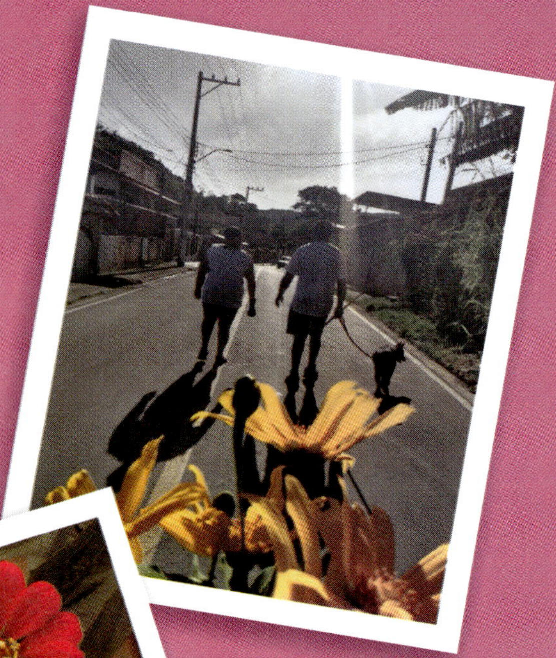

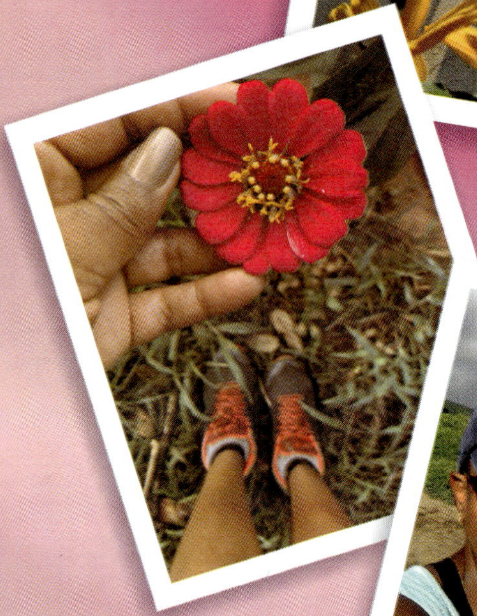

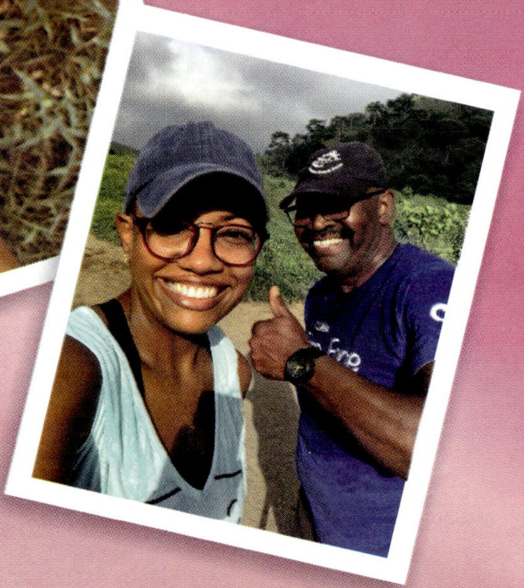

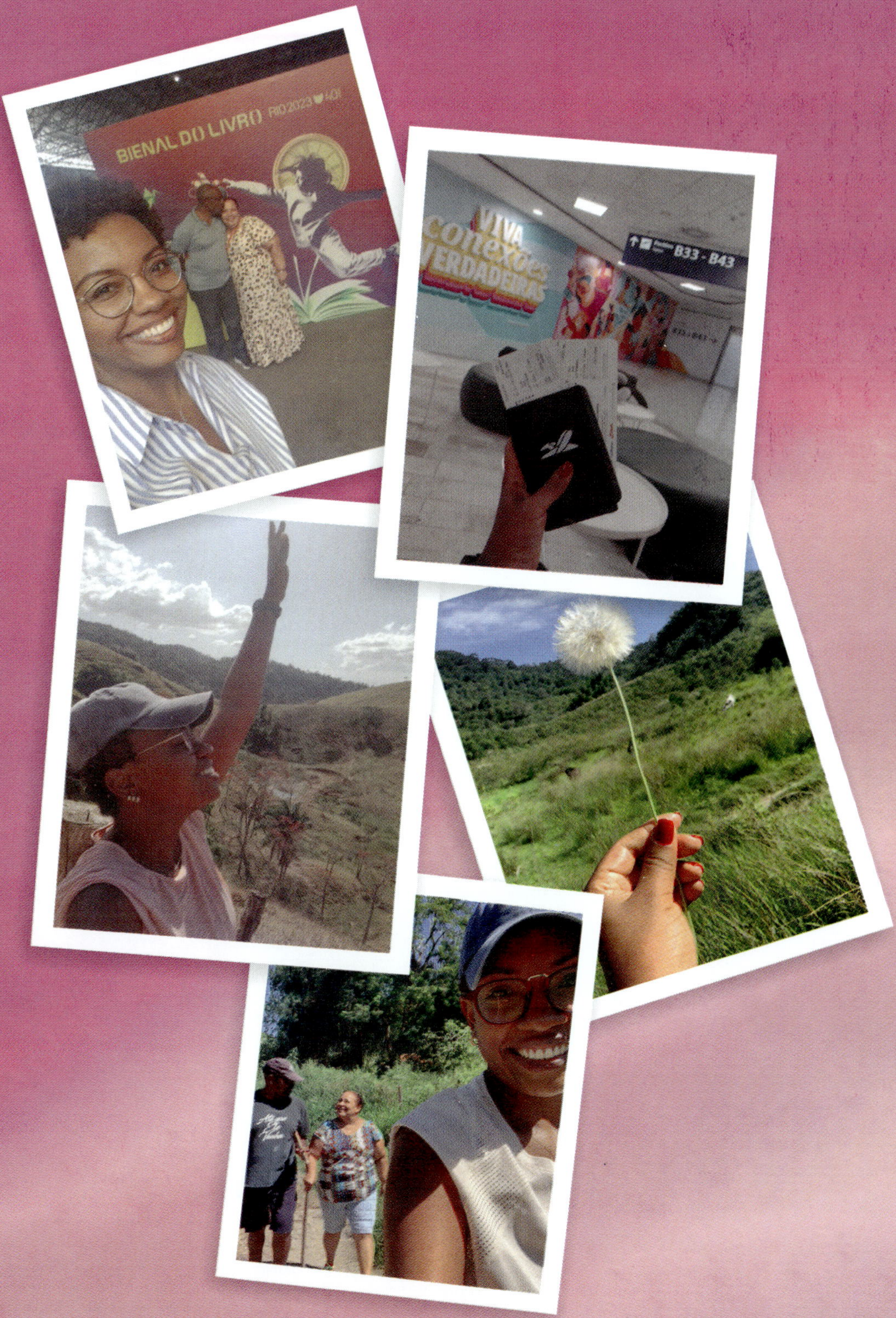
BIENAL DO LIVRO
RIO 2023
VIVA
conexões
VERDADEIRAS
B33 - B43

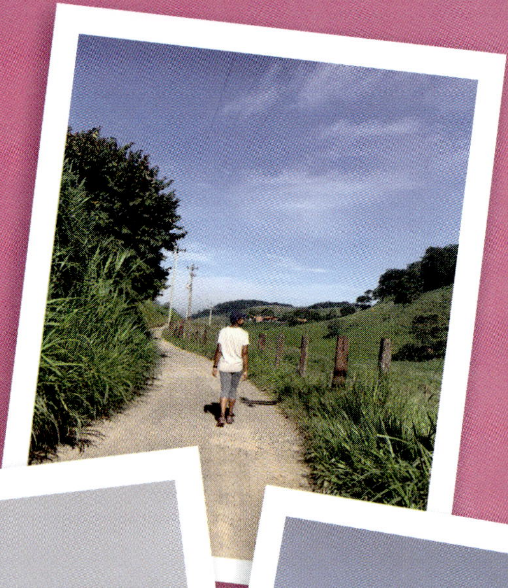
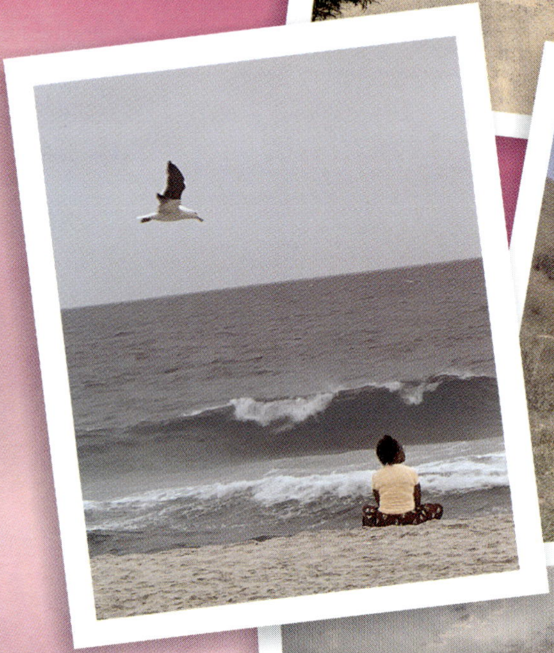
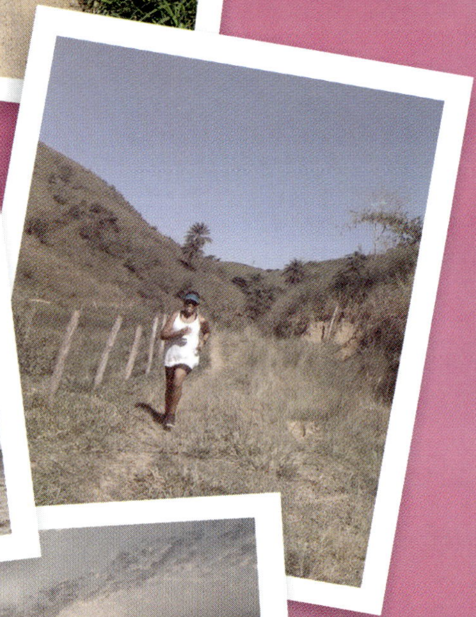
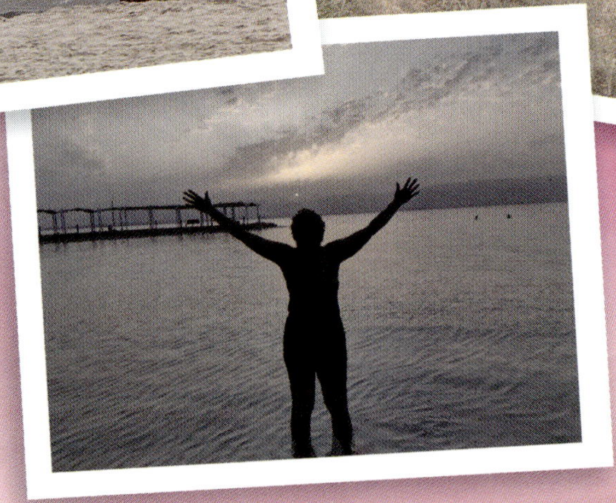

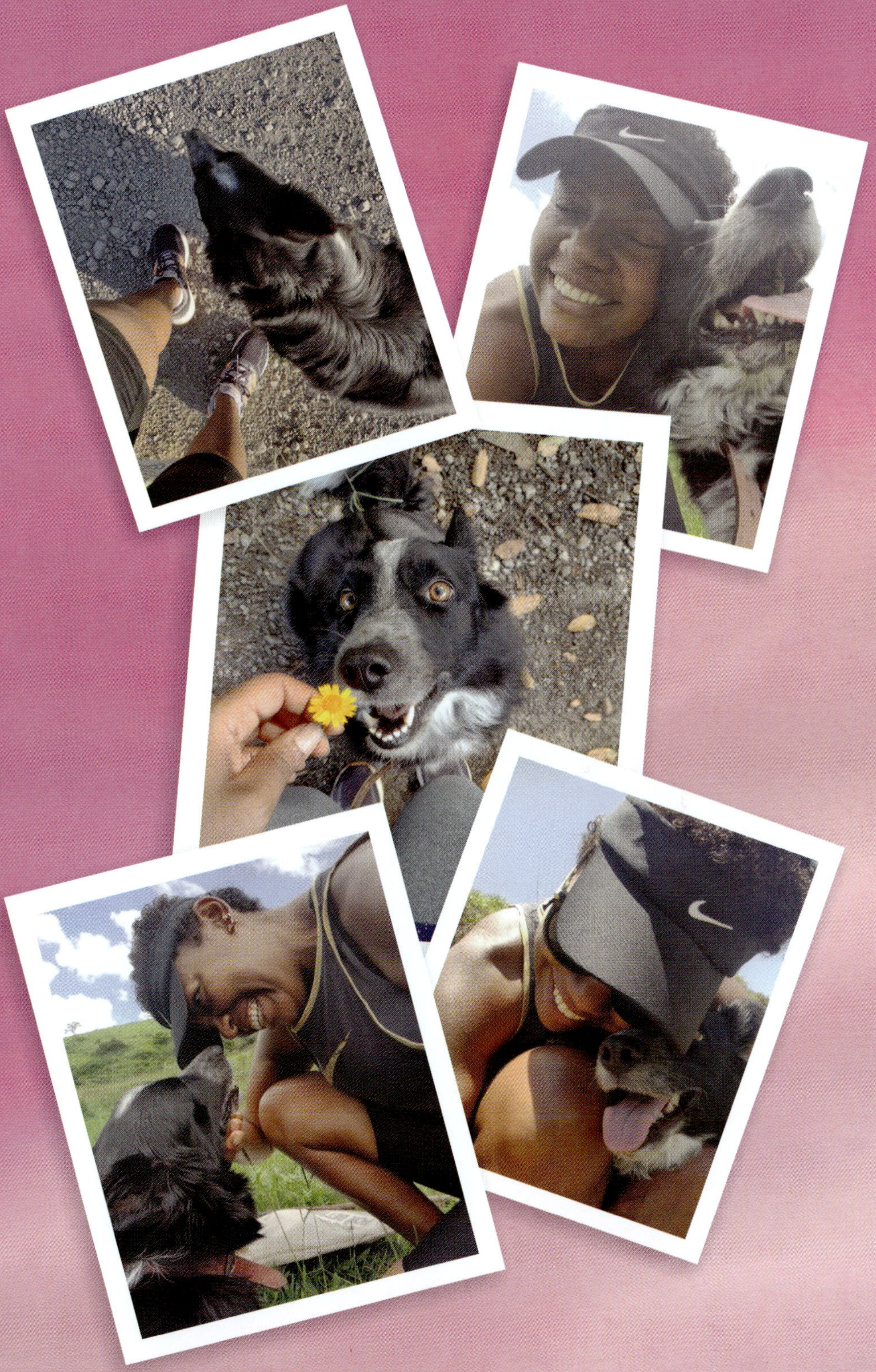

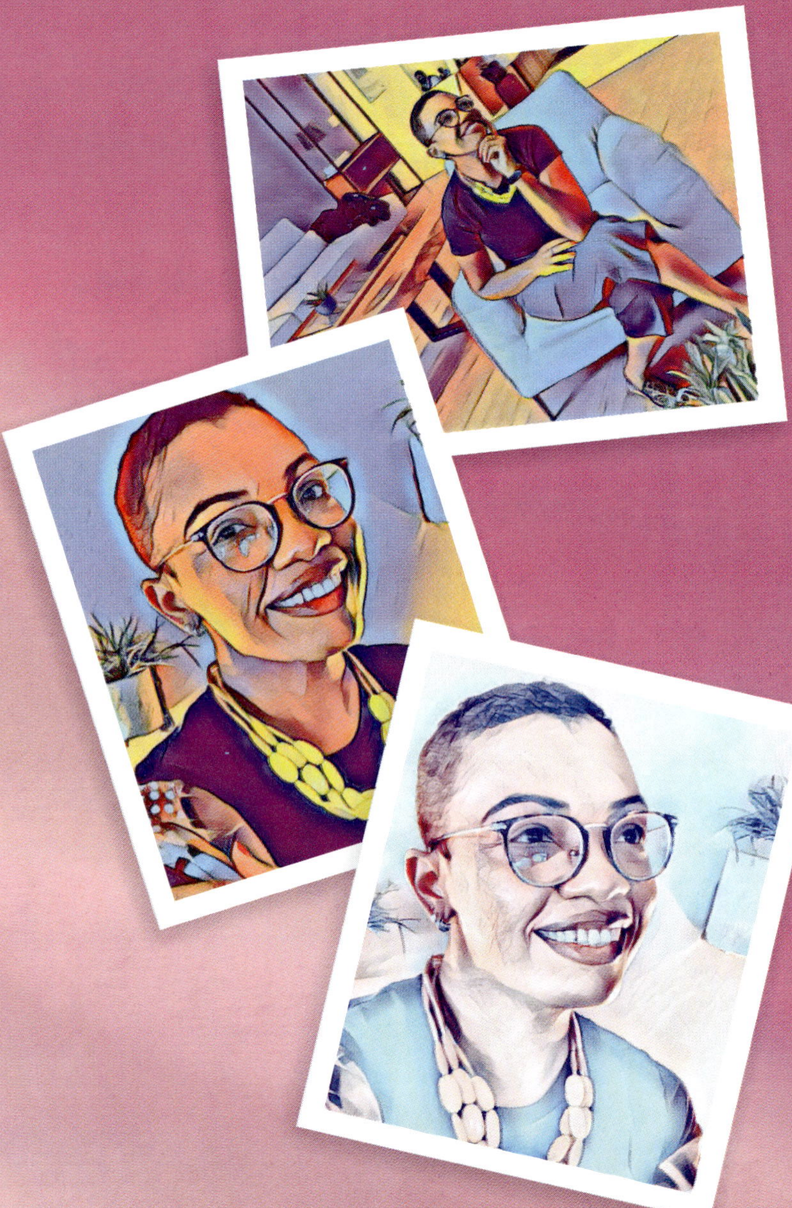

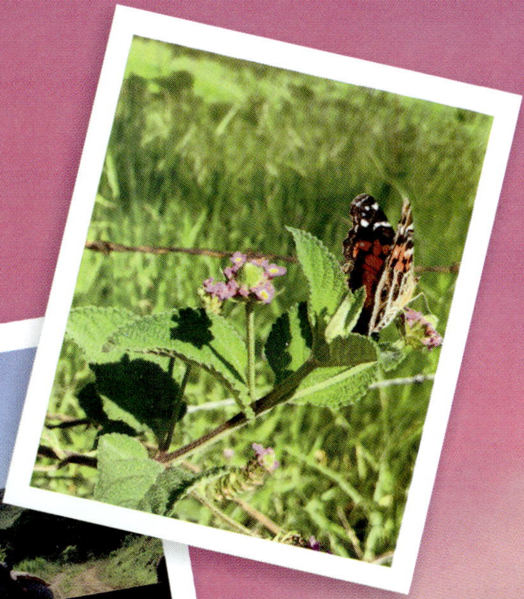
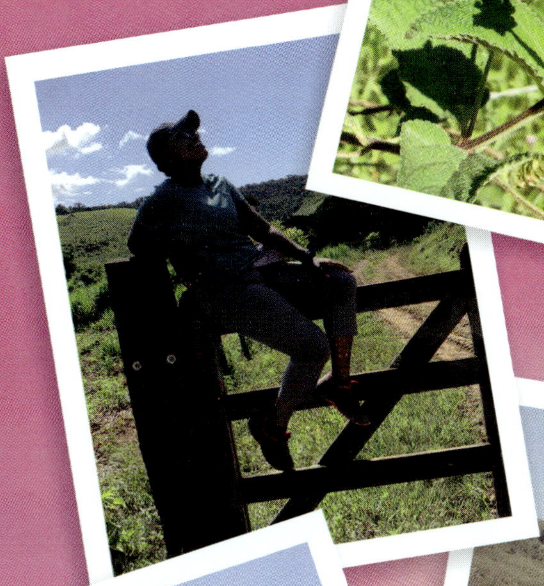
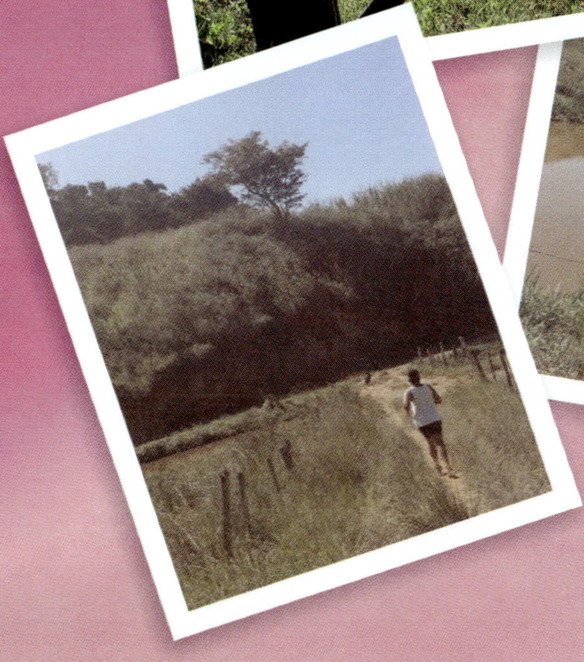
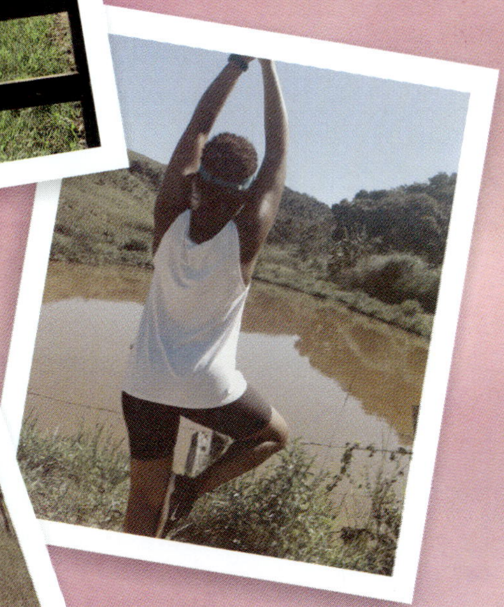

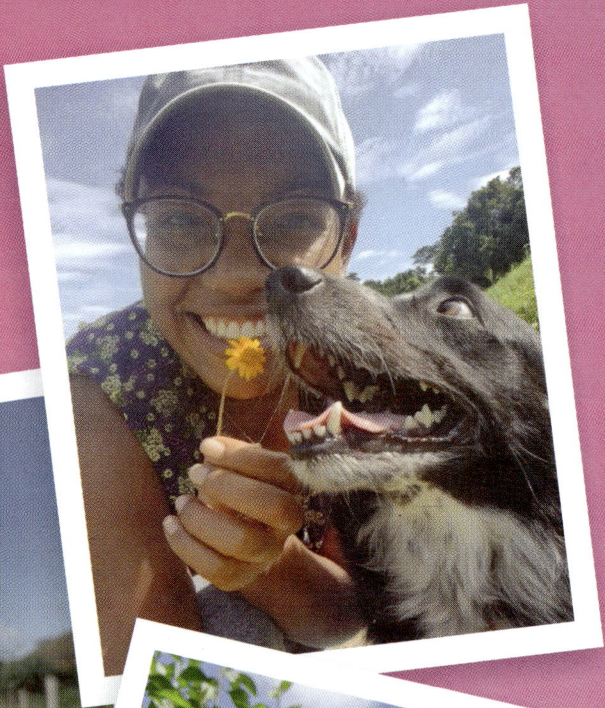

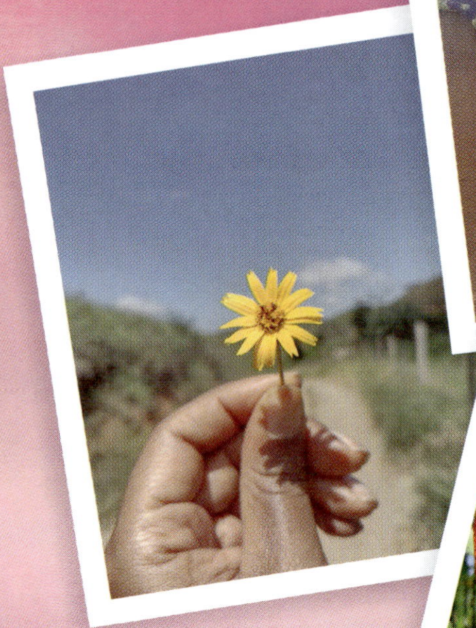

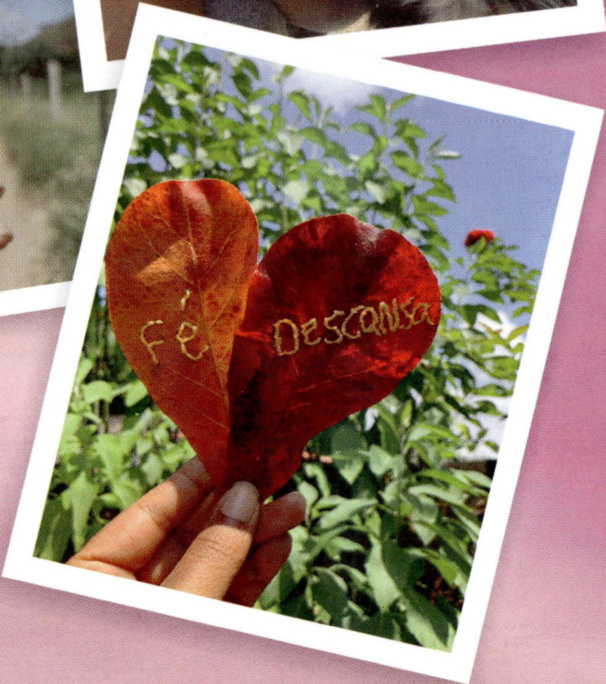
fé
DESCANSA

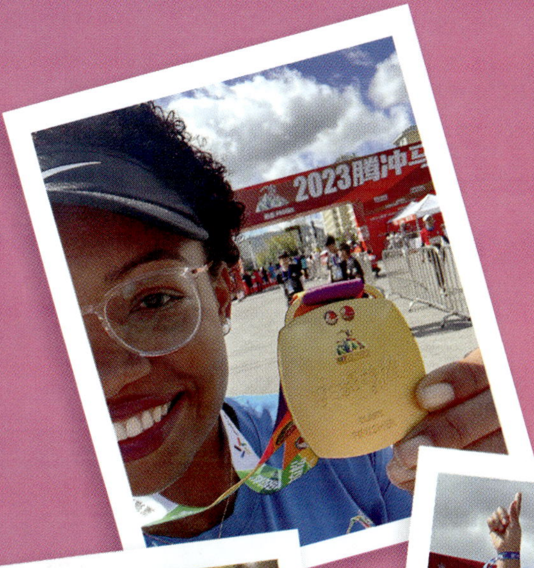
2023腾冲马

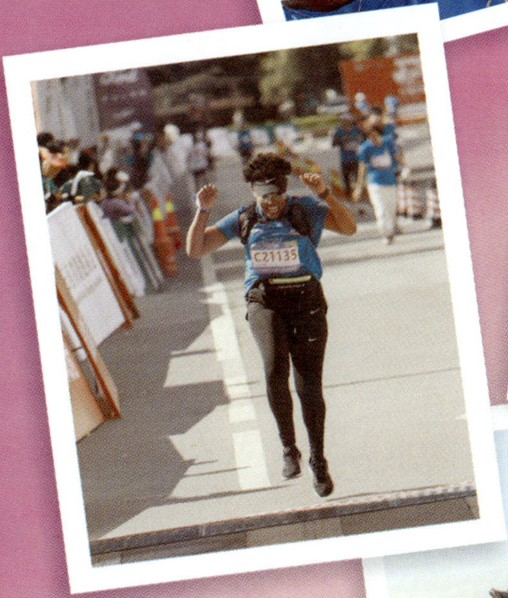
C21135

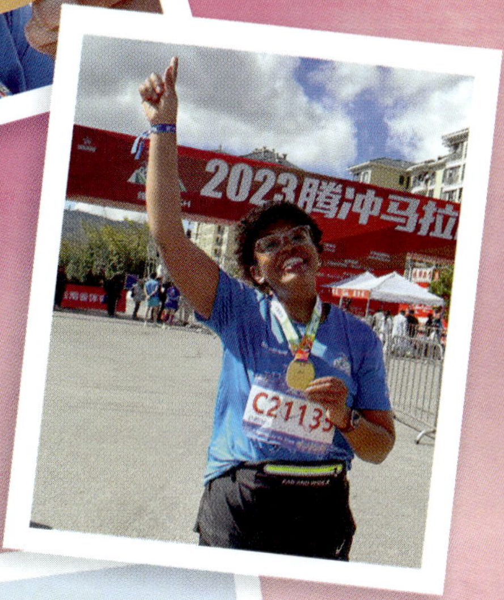
2023腾冲马拉
C21135

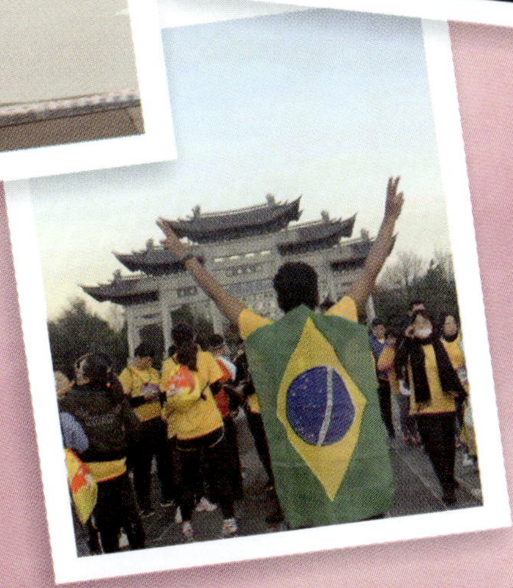

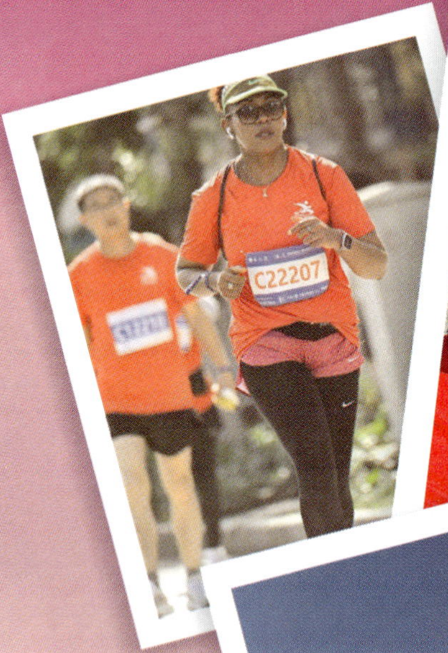
C22207

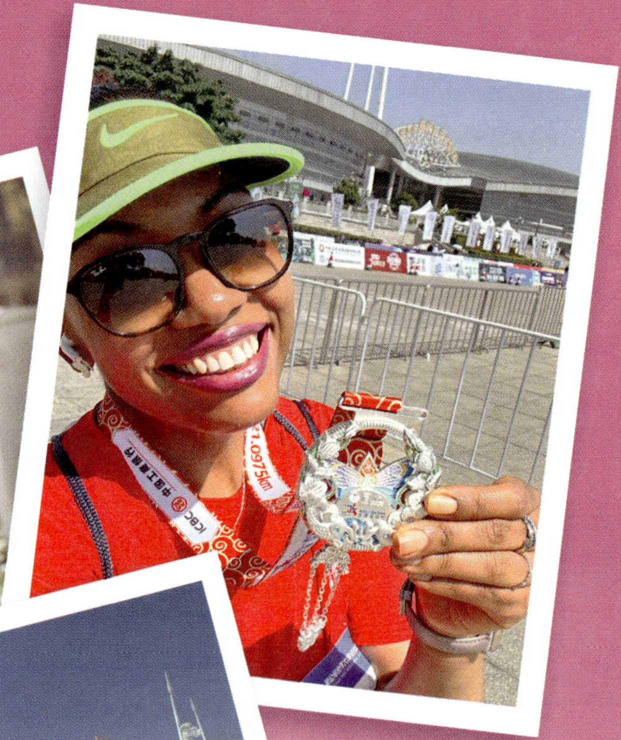

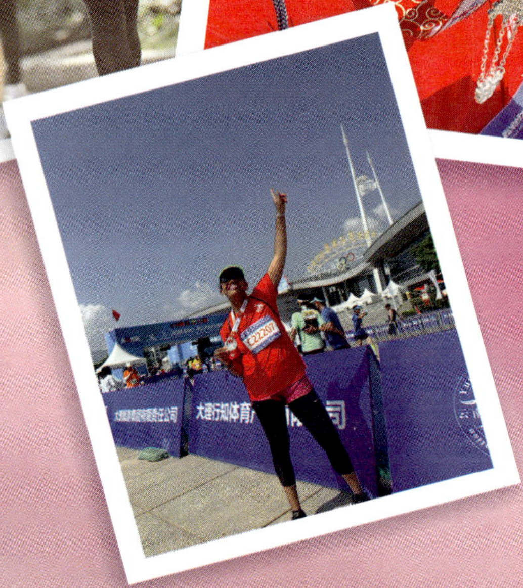

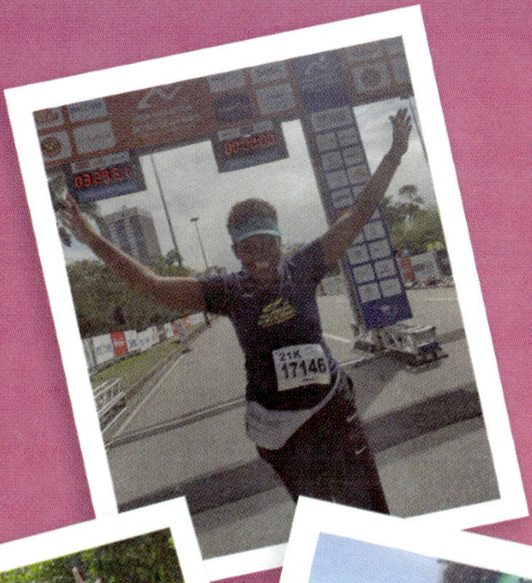
21K
17146
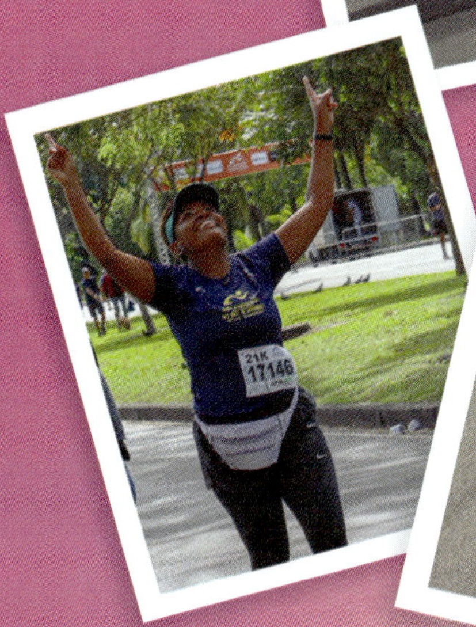
21K
17146
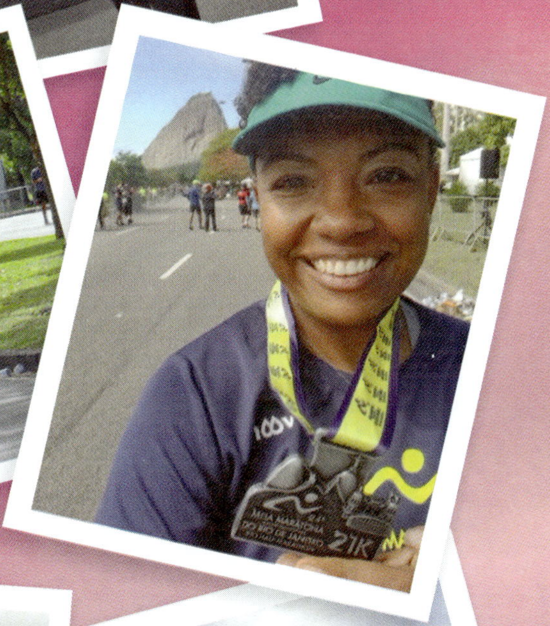
21K
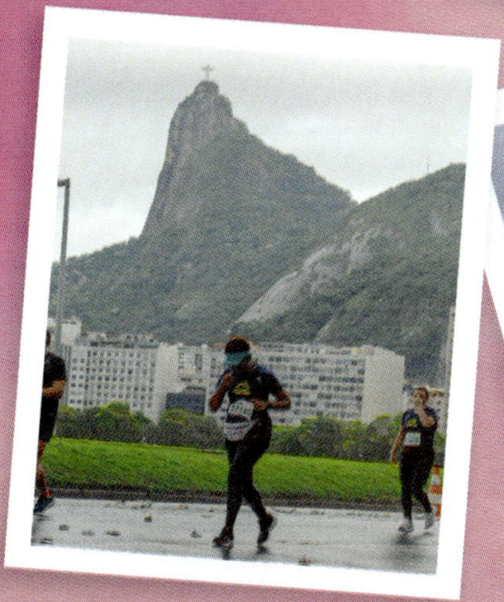
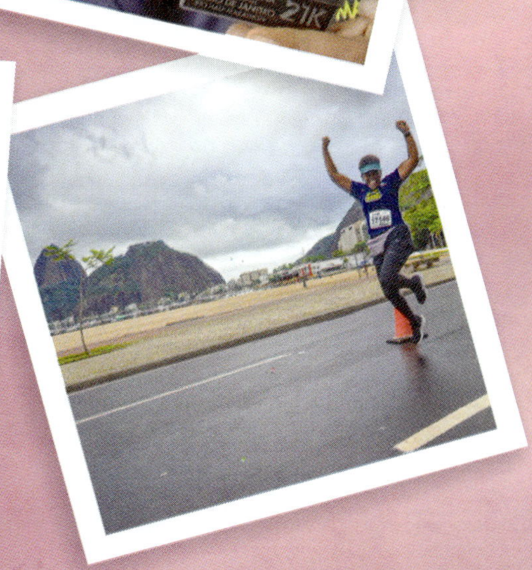